G. T. W. Cashell · I. M. Durran

Grundriß der Orthoptik

Übersetzt von Sonia Mattheus

Mit einem Geleitwort von W. Jaeger

Mit 36 Abbildungen

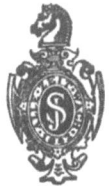

Springer-Verlag Berlin · Heidelberg · New York 1969

Anschriften der Autoren:
G. T. WILLOUGHBY CASHELL, M.B., B.S. Lond.,
F.R.C.S. Ed., F.R.C.S. Eng.
Ophthalmic Surgeon, Royal Berkshire Hospital,
Reading/England
ISOBEL M. DURRAN, D.B.O.T., 10 Belgrave Place, Edinburgh/England
(Formerly Orthoptist-in-Charge, School of Orthoptics,
Oxford Eye Hospital)

Anschrift der Übersetzerin:
SONIA MATTHEUS, D.B.O.T., Augenklinik der Universität,
6900 Heidelberg, Bergheimer Straße 20

ISBN-13: 978-3-642-49219-8   e-ISBN-13: 978-3-642-49218-1
DOI: 10.1007/ 978-3-642-49218-1

Titel der englischen Originalausgabe:
Handbook of Orthoptic Principles
by G. T. WILLOUGHBY CASHELL and ISOBEL M. DURRAN.
E. & S. Livingstone Ltd. Edinburgh and London 1967

Die Wiedergabe von Gebrauchsnamen, Handelsnamen, Warenbezeichnungen usw. in diesem
Werk berechtigt auch ohne besondere Kennzeichnung nicht zu der Annahme, daß solche
Namen im Sinn der Warenzeichen- und Markenschutzgesetzgebung als frei zu betrachten
wären und daher von jedermann benutzt werden dürften

Titel-Nr. 1546

Ailie Marshall
D.B.O.T.

gewidmet

Geleitwort

Es gibt nicht viele Lehrbücher in deutscher Sprache, die der Augenarzt und die Orthoptistin bei ihrer Ausbildung und Weiterbildung auf dem Gebiete der Orthoptik und Pleoptik zu Rate ziehen können. Aus diesem Grunde ist es lebhaft zu begrüßen, daß das kleine „Handbook of Orthoptik Principles" von G. T. W. CASHELL und I. M. DURRAN nun auch in deutscher Übersetzung vorliegt. Das Buch ist um so wertvoller, als es hervorgegangen ist aus der engen Zusammenarbeit von Augenarzt und Orthoptistin bei der Behandlung der Patienten, der Ausbildung von Orthoptistinnen und der Weiterbildung von Augenärzten. Die Übersetzerin, Fräulein SONIA MATTHEUS, ist Leiterin der orthoptisch-pleoptischen Abteilung der Heidelberger Augenklinik und Lehrerin an der Heidelberger Ausbildungsstätte für Orthoptistinnen. Sie hat während ihrer eigenen Ausbildung am Oxford Eye Hospital mit der Autorin Mrs. DURRAN eng zusammengearbeitet.

Ohne die Kenntnis der orthoptischen und pleoptischen Methoden ist heute die Tätigkeit eines Augenarztes nicht mehr denkbar. Bei den jüngeren Augenärzten sind die prakti schen Voraussetzungen für eine Ausbildung auf diesem Spezialgebiet jetzt wohl überall gegeben. Für sie wird der Grundriß von CASHELL und DURRAN eine wichtige Grundlage und eine willkommene Anleitung für ihre praktische Ausbildung sein.

Es ist aber noch nicht lange her, daß an allen unseren Augenkliniken orthoptisch-pleoptische Abteilungen und damit auch Ausbildungsmöglichkeiten für Orthoptik und Pleoptik bestehen. Ein großer Teil der Augenärzte ist darauf angewiesen, sich die Kenntnis dieser Untersuchungs- und Behandlungsmethoden selbst anzueignen und wird daher dankbar sein für ein Buch, das die gemeinsam von Augenarzt und Orthoptistin erarbeiteten Erfahrungen der Praxis sammelt und in knapper und übersichtlicher Form darstellt.

Die in der Reihe der Lehrbücher bisher zweifellos vorhandene Lücke wird durch den Grundriß von CASHELL und DURRAN in will-

kommener Weise ausgefüllt. Es vermittelt dem Leser, der aufgrund
seiner bisherigen Ausbildung mit den anatomischen und sinnes-
physiologischen Grundlagen vertraut ist, eine Anleitung für die
Untersuchungsmethoden und für die kritische Beurteilung der Befunde, sowie klare therapeutische Konsequenzen mit nüchterner Ab-
wägung der therapeutischen Möglichkeiten und Grenzen. Der in
seinem Umfang so erfreulich knappe und in seinem Inhalt so reiche
Grundriß gibt Hinweise, die sich aus der praktischen Tätigkeit in
einer orthoptisch-pleoptischen Abteilung ergeben, die in anderen
Lehrbüchern nur schwer zu finden waren und die man sich mühsam
selbst erarbeiten mußte. Es stellt eine wichtige und wertvolle Be-
reicherung der Handbibliothek eines jeden Augenarztes und jeder
Orthoptistin dar.

Im August 1968   Professor Dr. W. JAEGER
                                        Universität-Augenklinik
                                        Heidelberg

Vorwort der englischen Ausgabe

Die Notwendigkeit einer Einführung in die Störungen des binokularen Gleichgewichts und die Grundsätze ihrer Behandlung wurde den Autoren während der stürmischen Entwicklung auf diesem Gebiet in den letzten Jahren klar. Der Aufbau des Buches entspricht der natürlichen Gedankenfolge, die von der Ursache des Schielens auf dessen Auswirkung hinleitet, von der Auswirkung zur Prognose und von der Prognose zur Behandlung. Diese umfassende Betrachtung des Themas bildete die Grundlage der Lehrtätigkeit im Oxford Eye Hospital, wo sowohl Orthoptikschülerinnen unterrichtet, als auch Kurse für Postgraduierte abgehalten wurden, die die leitende Orthoptistin organisierte und leitete.

Dieses Buch erhebt nicht den Anspruch, ein eingehendes Lehrbuch der Schielbehandlung zu sein (derartige Veröffentlichungen sind bereits gut bekannt). Es ist vielmehr als Einführung gedacht und soll grundsätzliche Kenntnisse vermitteln, eine Voraussetzung für weitere, eingehende Studien dieses Fachgebietes.

Das Buch ist in der Hauptsache für Ophthalmologen gedacht, deshalb wurden Aspekte, die diese im besonderen interessieren dürften, bevorzugt behandelt und Gebiete, die vor allem den Aufgabenbereich der Orthoptistin betreffen, nur so weit berührt, als dies zum allgemeinen Verständnis erforderlich ist. Es wurde außerdem der Versuch unternommen, auf Fragen einzugehen, die an die Verfasser während ihrer Lehrtätigkeit im Royal Berkshire Hospital und im Oxford Eye Hospital immer wieder herangetragen worden sind.

Die Entstehung des Buches spiegelte die Zusammenarbeit wider, die bei einer erfolgreichen Schielbehandlung zwischen dem Ophthalmologen und der Orthoptistin bestehen muß. Obwohl jeder der beiden Autoren hauptsächlich für sein bzw. ihr Fachgebiet verantwortlich war, bestand trotzdem immer eine enge Zusammenarbeit. Deshalb gibt der endgültige Text so vollständig wie möglich ein Bild dieser Zusammenarbeit zwischen Augenarzt und Orthoptistin wieder, die die wesentliche Grundlage der modernen Behandlung der binokularen Störungen darstellt.

Die Verfasser möchten ihre besondere Dankbarkeit Fräulein AILIE MARSHALL, D.B.O.T. für ihre unschätzbare Hilfe bei der endgültigen Überarbeitung und Vorbereitung des Textes aussprechen. Ihre Mitarbeit schuf eine anregende Partnerschaft, der sie ihre Zeit und ihr Wissen großzügig zur Verfügung stellte. Sie schulden auch Dank Herrn T. K. LYLE, C.B.E., M.D., F.R.C.S., für sein Interesse und für das Vorwort, das er liebenswürdigerweise beisteuerte, sowie Herrn JOHN DURRAN, F.R.C.S. (Ed.), der beim Lesen der Korrekturen half, und dessen Kommentare während der ganzen Arbeit an diesem Buch eine fortwährende Ermutigung darstellten.

Sie danken ferner Fräulein PEGGY WHITE, Frau J. G. SKINNER und Frau A. M. DUNCAN, die das Manuskript in die Maschine schrieben, sowie den Firmen Clement Clarke, Ltd. (Bilder 1–7) und Davis Keeler, Ltd. (Bild 8) für ihre Illustrationen.

Schließlich danken sie aufrichtig dem Mitarbeiterstab der Firma E. & S. Livingstone, Ltd. für seine Hilfsbereitschaft, Sorgfalt und Geduld bei der Herstellung dieses Buches.

G. T. W. C.

1967   I. M. D.

Inhaltsverzeichnis

Inhaltsverzeichnis XI

Kapitel I

Binokulares Einfachsehen

Binokulares Einfachsehen ist der koordinierte Gebrauch beider Augen mit dem Ergebnis einer einheitlichen Sinnesempfindung im Gehirn. Es ist deshalb von der ausreichenden strukturellen Entwicklung beider Augen abhängig und kann nur erlangt werden, wenn deren Funktionen durch eine enge physiologische Bindung gekoppelt sind. Bei der Geburt ist noch keine dieser Voraussetzungen erfüllt, weshalb ein Kleinkind noch nicht die Fähigkeit zum binokularen Einfachsehen besitzt. Dieses entwickelt sich unter normalen Umständen erst innerhalb der ersten Lebensjahre.

Das binokulare Sehen hat gegenüber dem monokularen einige wesentliche Vorteile (Abb. 1):

1. Das Gesichtsfeld ist größer;
2. der blinde Fleck wird durch die Lage des blinden Fleckes im anderen Auge kompensiert;
3. der binokulare Visus ist etwas höher als der monokulare;
4. die exakte Tiefenwahrnehmung wird erst durch das stereoskopische Sehen ermöglicht.

Entwicklung

Man nimmt an, daß die Entwicklung des binokularen Einfachsehens in den ersten Wochen nach der Geburt beginnt. Zu diesem Zeitpunkt ist die anatomische Entwicklung noch keineswegs abgeschlossen. Mit der strukturellen ist auch die physiologische Weiterbildung – die „binokularen Reflexe" – gekoppelt.

Anatomie. Anatomisch gesehen sind die Augen bei der Geburt noch unvollkommen. Im Hinblick auf das binokulare Sehen gilt dies besonders für die folgenden Aspekte:

1. Die Retinae und Fovae sind noch nicht endgültig entwickelt, was die visuelle Empfindung stark beeinträchtigt. Sie bessert sich zwar sehr rasch, erreicht aber erst bei Fünfjährigen eine 6/6 Sehschärfe;

2. die Länge des Bulbus beträgt etwa 75 % der eines Erwachsenen, womit sich die physiologische, infantile Hyperopie erklärt;

3. der Ziliarmuskel ist nicht vor dem vollendeten dritten Lebensjahr fertig entwickelt;

4. die Mm. recti interni sind strukturell weiter ausgebildet als die übrigen äußeren Augenmuskeln.

Im 6. Lebensmonat ist die anatomische Entwicklung soweit fortgeschritten, daß die Grundvoraussetzungen für das binokulare Einfachsehen gegeben sind.

Physiologie. Bei der Geburt sind die Augen nur durch einen unbedingten Reflex miteinander verbunden. Der gesamte, sehr komplexe Mechanismus ihrer Koordination wurde von CHAVASSE beschrieben. Er beruht auf einer Reihe von bedingten Reflexen, die sich erst mit der Zeit und durch den normalen Gebrauch beider Augen entwickeln. Die Reflexe befinden sich in einem Zustand der Plastizität zwischen 6 Monaten und dem 2. Lebensjahr, der abnehmenden Plastizität zwischen dem 2. und 5. Lebensjahr und sind bis zum 8. Lebensjahr gefestigt.

Bei der Geburt (unbedingt)

1. Der kompensatorische Fixationsreflex ermöglicht die unveränderte Fixation eines Gegenstandes trotz Bewegungen von Kopf und Nacken.

Mit 2–3 Monaten

1. Der orientierende Fixationsreflex ermöglicht konjugierte Bewegungen der Augen und damit die Fixation eines durch das Gesichtsfeld sich bewegenden Objektes.

2. Der Refixationsreflex bringt die Augen in Beziehung zu einem neuen Gegenstand des Interesses.

3. Der Pupillarreflex ist für die direkte und konsensuelle Pupillenreaktion verantwortlich.

4. Der Vergenzreflex ermöglicht disjugierte Augenbewegungen, damit ein sich nähernder Gegenstand binokular fixiert werden kann. Er ist im Alter von 6 Monaten funktionsfähig.

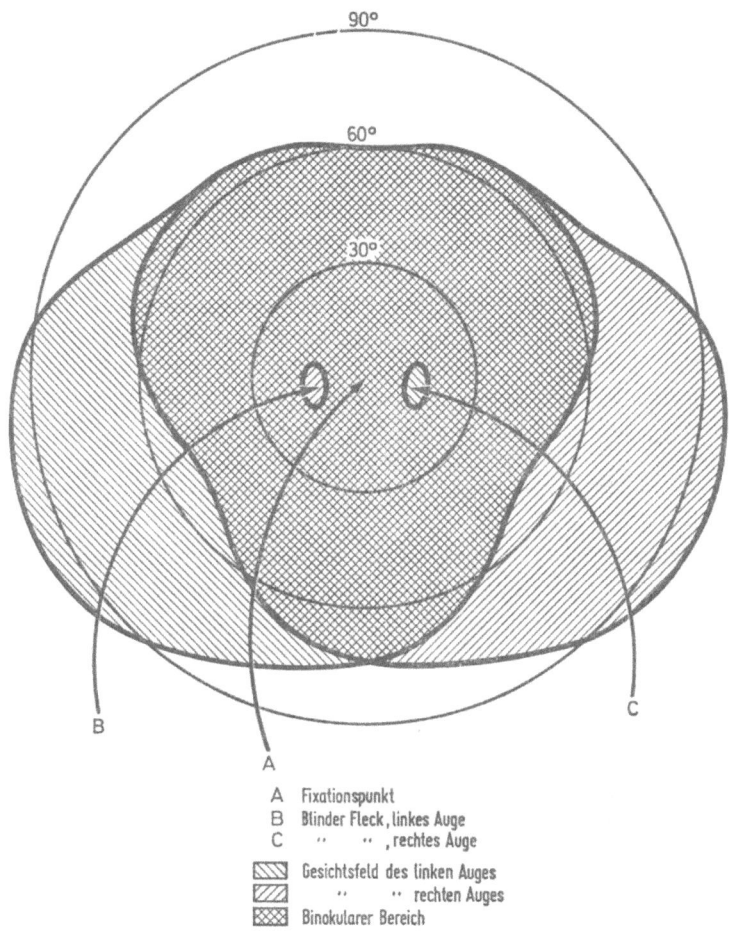

A Fixationspunkt
B Blinder Fleck, linkes Auge
C   ,,   ,, , rechtes Auge
Gesichtsfeld des linken Auges
      ,,   ,, rechten Auges
Binokularer Bereich

Abb. 1. Darlegung des Gesichtsfeldes

Mit 2–3 Jahren
    1. *Der Akkommodationsreflex.* Er entwickelt sich zur selben Zeit
wie der Ziliarmuskel. Mit seiner Hilfe entsteht ein scharfes Netzhautbild von im Endlichen gelegenen Objekten.
    2. *Der Fusions-Vergenzreflex.* Er bewirkt die Koordination zwi-
schen dem Vergenz- und dem Akkommodationsreflex.

Die Beziehung zwischen Akkommodation und Konvergenz. Akkommodation und Konvergenz müssen miteinander gekoppelt sein, da beide Funktionen für das Sehen im Nahbereich verantwortlich sind. Sie werden niemals getrennt induziert; vielmehr wird jeder Reiz zur Konvergenz von einem gleichzeitigen Impuls zur Akkommodation begleitet. Geringe Korrekturen der einen oder anderen Funktion sind jedoch sehr wesentlich, damit etwa vorhandene Refraktionsfehler kompensiert werden können. Der Fusions-Vergenzreflex (harmonischer Reflex nach CHAVASSE) ermöglicht diese Korrektur, so daß geringgradige Diskrepanzen zwischen Akkommodation und Konvergenz ausgeglichen werden können. Dieser Reflex bewirkt, daß die erforderliche Akkommodation für die sie begleitende Konvergenz erreicht wird. Die Konvergenz kann dann geringgradig geändert werden, damit der Gegenstand des Interesses einfach gesehen wird, während der Akkommodationstonus unverändert bleibt. Refraktionsfehler bis zu ca. 3 D können auf diese Weise ausgeglichen werden.

Die allmähliche Vervollkommnung der anatomischen und physiologischen Entwicklung ermöglicht die Koordination der Augen beim binokularen Einfachsehen, so daß ein klares, einfaches Bild in allen Stellungen und Blickrichtungen beibehalten werden kann. Dieses Ziel wird durch die binokularen Reflexe erreicht, die eine dauerhafte Fusion der beiden monokularen Seheindrücke erlauben, nicht etwa allein durch den Tonus der äußeren Augenmuskeln, der die Fixation der Sehachsen in der Geradeausstellung gewährleistet. Normalerweise haben die Sehachsen sogar die Tendenz, von der Parallelität abzuweichen. Diese latente Abweichung – oder Heterophorie – wird jedoch durch die Fusionskraft kontrolliert und kann sich daher nicht zu einem Schielen manifestieren. Bei der Untersuchung ergibt sich in den allermeisten Fällen eine Heterophorie in der horizontalen Ebene (reine Orthophorie, d. h. das Fehlen jeglicher latenter Abweichung, ist sehr selten) die meist mühelos ausgeglichen wird.

Netzhautkorrespondenz

Die Fusion beider monokularen Seheindrücke setzt eine physiologische Beziehung zwischen den Retinae beider Augen voraus. Diese Beziehung wird als Netzhautkorrespondenz bezeichnet. Zum besseren Verständnis dieser Zusammenhänge soll hier zuerst die Projektion (das ist die subjektive Lokalisation eines Objektes im freien Raum als Ergebnis der Netzhautstimulation) beim monokularen Sehen erklärt werden.

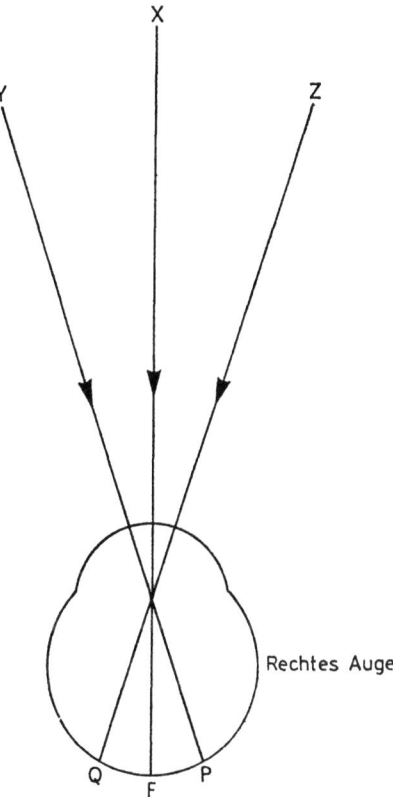

Abb. 2. Monokulare Projektion

In Abb. 2 stimuliert
X, das Fixierobjekt, die rechte Fovea.
Y liegt im nasalen Gesichtsfeld und reizt das temporale Netzhautelement P.
Z liegt im temporalen Gesichtsfeld und reizt das nasale Netzhautelement Q.
Bei normaler Projektion werden nasal aufgenommene Seheindrücke im temporalen Feld lokalisiert und umgekehrt. Nach demsel-

ben Prinzip werden oberhalb der Makula auffallende Eindrücke im
unteren und die unterhalb der Makula auffallenden im oberen Gesichtsfeld lokalisiert. Die Distanz der Projektion ist analog zu der
des Fixierobjektes.

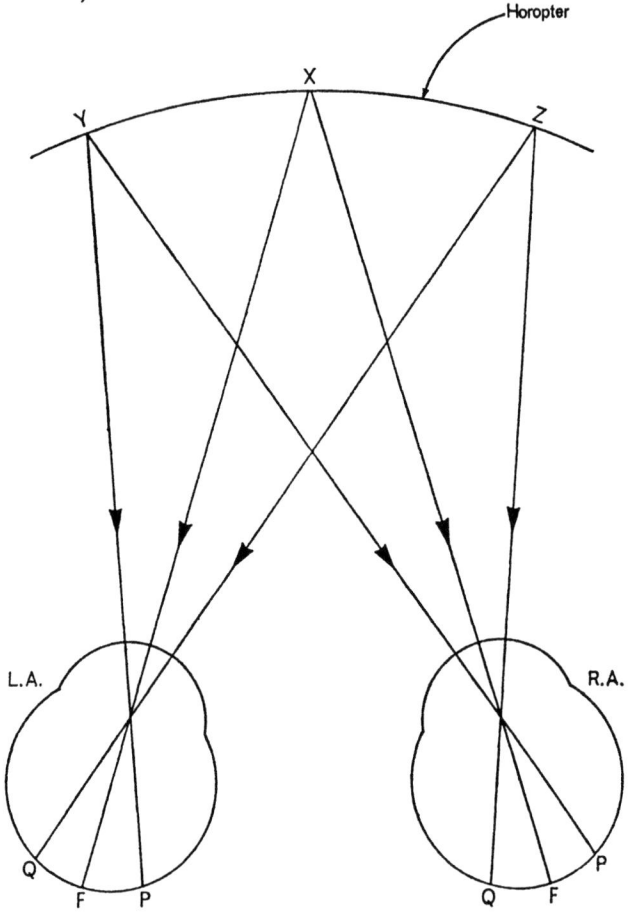

Abb. 3. Binokulare Projektion bei normaler Netzhautkorrespondenz

Die Situation beim binokularen Sehen wird in Abb. 3 dargelegt,
wo das Fixierobjekt X beide Foveae stimuliert.

Y liegt im nasalen Feld des rechten Auges und reizt deshalb ein
temporales Netzhautelement, das wiederum ins nasale Feld – genau

so weit entfernt wie das Fixierobjekt – projiziert. Es liegt außerdem im temporalen Feld des linken Auges und reizt somit ein nasales Netzhautelement, das ins temporale Feld – genau so weit distanziert

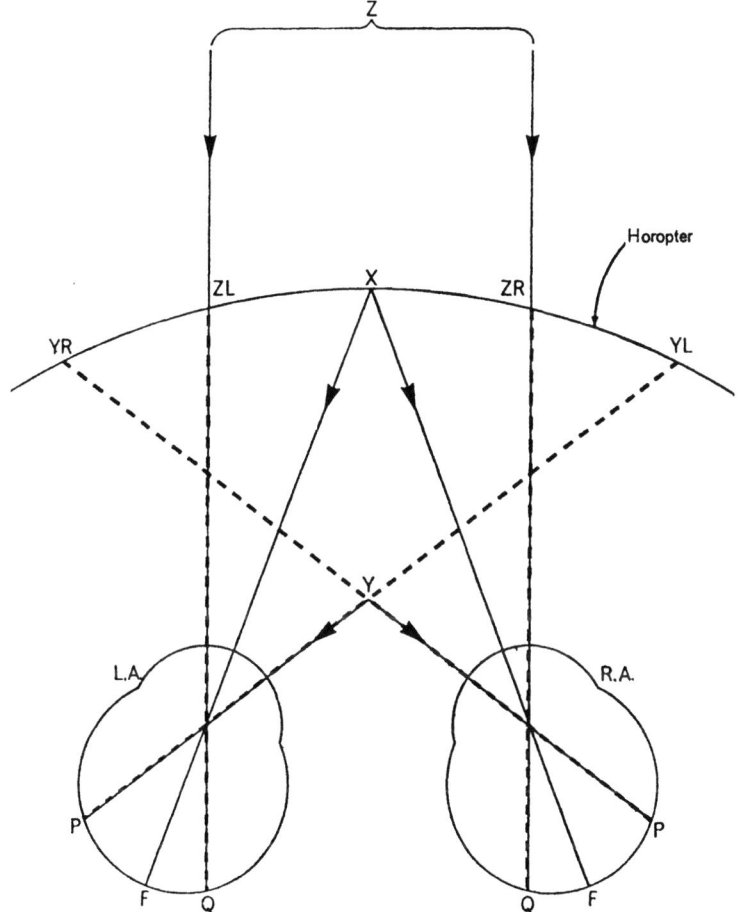

Abb. 4. Binokulare Projektion mit physiologischer Diplopie

wie das Fixierobjekt – projiziert. Die Lage von Y und Z wird somit von der normalen Projektion bestimmt.

Weil Y in beiden Retinae Punkt P gereizt hat, die den Eindruck zum selben Ort im Raum wiedergegeben haben, korrespondieren diese beiden Punkte miteinander. Der Horopter ist eine imaginäre Fläche im Raum, dessen Anteile korrespondierende Netzhautelemente stimulieren; er verläuft in jedem Fall durch das Fixierobjekt, das die Foveae – korrespondierende Punkte mit dem Raumwert „geradeaus" – reizt.

Objekte, die nicht auf dem Horopter liegen, stimulieren nicht korrespondierende Netzhautpunkte und werden doppelt gesehen (physiologische Diplopie), da ihre Lokalisation nicht zu ein und demselben Punkt im Raum erfolgt (Abb. 4).

X ist ein Fixierobjekt, das beide Foveae reizt.

Y liegt vor dem Horopter und reizt deshalb temporal gelegene Netzhautelemente (P) in beiden Augen, die ins jeweils nasale Gesichtsfeld projizieren. Die Bilder entstehen in derselben Entfernung des Fixierobjektes.

Das Bild Y wird somit vom rechten Auge auf der linken Seite des Fixierungsobjektes wahrgenommen und vom linken Auge auf der rechten Seite. Es entsteht gekreuzte oder heteronyme physiologische Diplopie.

Ein in der Ferne gelegenes Objekt Z reizt nasal gelegene Netzhautelemente (Q), die ins jeweils temporale Gesichtsfeld projiziert werden.

Das Bild von Z wird vom rechten Auge auf der rechten und vom linken Auge auf der linken Seite gesehen. Die physiologische Diplopie ist also in diesem Fall ungekreuzt oder homonym.

Die Grade des binokularen Sehens

Das Binokularsehen wurde von CLAUD WORTH in drei Stufen eingeteilt.

1. **Das Simultansehen.** Darunter versteht man die Fähigkeit, zwei Bilder, eines auf jeder Netzhaut, gleichzeitig (aber nicht unbedingt überlagert) wahrzunehmen.

Es stellt eine grundsätzliche Forderung des Binokularsehens dar, ist aber so elementar, daß es noch weiter aufgegliedert werden muß, um von praktischem Nutzen zu sein. Das ist erst dann der Fall, wenn beide Bilder in eine bestimmte Beziehung zueinander gebracht werden können. Diese Fähigkeit ist als *simultane foveale Perzeption* bekannt, d. h., beide Bilder werden gleichzeitig, eines auf jeder Fovea, abgebildet und überlagert wahrgenommen.

Die Begriffe „simultane makuläre Perzeption" und „simultane paramakuläre Perzeption" werden in derselben Weise definiert. Sie beziehen sich auf die jeweils gereizten Netzhautgebiete. Im ersten Fall sind es die Makulae, im anderen ein paramakuläres Areal. Wenn simultane foveale (makuläre oder paramakuläre) Perzeption nachge-

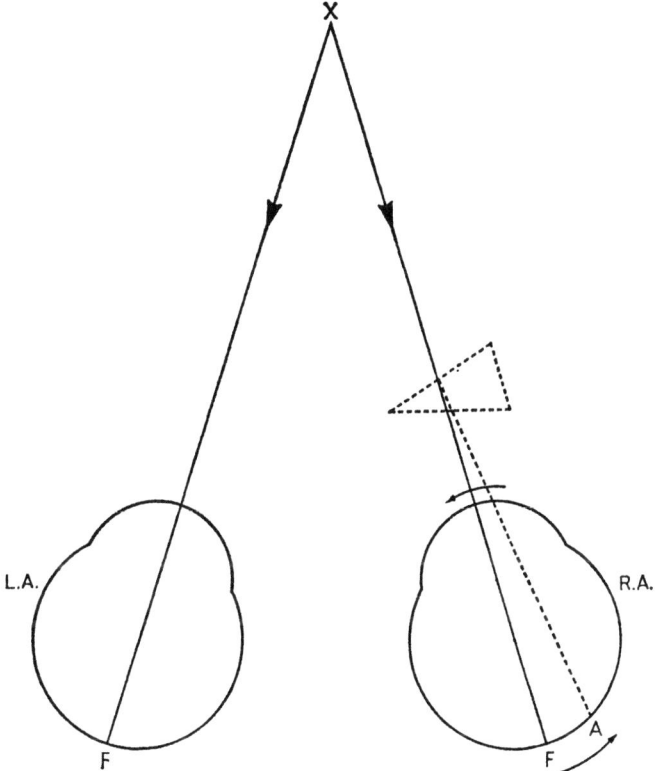

Abb. 5. Prismatischer Anreiz für Fusionsbewegungen

wiesen werden kann, so bedeutet das nicht nur, daß beide fovealen (makulären oder paramakulären) Reize gleichzeitig registriert werden, sondern daß auch eine Beziehung zwischen beiden Retinae besteht, die es ermöglicht, daß die monokularen Seheindrücke kortikal so empfunden werden, als ob sie ihren Ursprung in ein und demselben Ort im Raum hätten. Mit dem ersten Grad des beidäugigen Sehens ist somit die normale retinale Korrespondenz gemeint.

2. Die Fusion. Darunter wird die Fähigkeit verstanden, zwei gleichartige Bilder, die auf beiden Retinae abgebildet werden, zu einem zu verschmelzen.

Oberflächlich betrachtet mag diese Funktion mit simultaner fovealer Perzeption identisch erscheinen. Während aber der erste Grad nur die Überlagerung der Bilder einschließt, ist beim zweiten Grad die Unterscheidung zwischen Überlagerung und wirklicher Verschmelzung von wesentlicher Bedeutung. Die klinische Diagnosestellung wird auf Seite 77 beschrieben. Der Unterschied zwischen beiden Stufen soll an dem folgenden Beispiel verdeutlicht werden. Im Fall der bifovealen Stimulation werden beide Bilder überlagert wiedergegeben, ob nun simultane foveale Perzeption oder Fusion vorliegt. (Abb. 5.)

Wenn nun ein geringgradiges Prisma Basis außen vor ein Auge gesetzt wird, fällt der Reiz nicht mehr auf die Fovea sondern auf einen gering temporal gelegenen Punkt A. Besteht keine Fusion, so ist die spontane Reaktion die Wahrnehmung von Doppelbildern. Liegt aber Fusion vor, löst der Drang, das binokulare Einfachsehen aufrechtzuerhalten, eine korrigierende, adduzierende Bewegung dieses Auges aus, wodurch das Auge in die erforderliche Stellung gebracht wird.

Daraus ist ersichtlich, daß binokulares Einfachsehen ohne Fusion nicht möglich ist. Die Seheindrücke verharren nicht auf einem Punkt sondern bewegen sich ständig, und meistens muß eine latente Abweichung kontrolliert werden. Diese beiden Umstände machen Korrektionsbewegungen erforderlich, um bifoveale Stimulation zu gewährleisten und Doppelbilder zu verhüten. Die Antriebskraft für diese Ausgleichsbewegungen ist die Fusionskraft.

3. Stereopsis ist die Fähigkeit, zwei gering disparate Bilder, eines auf jeder Retina, unter Tiefenwahrnehmung miteinander zu verschmelzen.

Bei der Betrachtung eines dreidimensionalen Objektes gleichen sich die beiden monokularen Bilder nie völlig – aufgrund der Tatsache, daß beide Augen den Gegenstand von verschiedenen Aspekten aus betrachten. (Abb. 6.)

X reizt beide Foveae.

A–C stellt das vom linken Auge gesehene Areal der sphärischen Fläche dar,

B–D das vom rechten Auge gesehene.

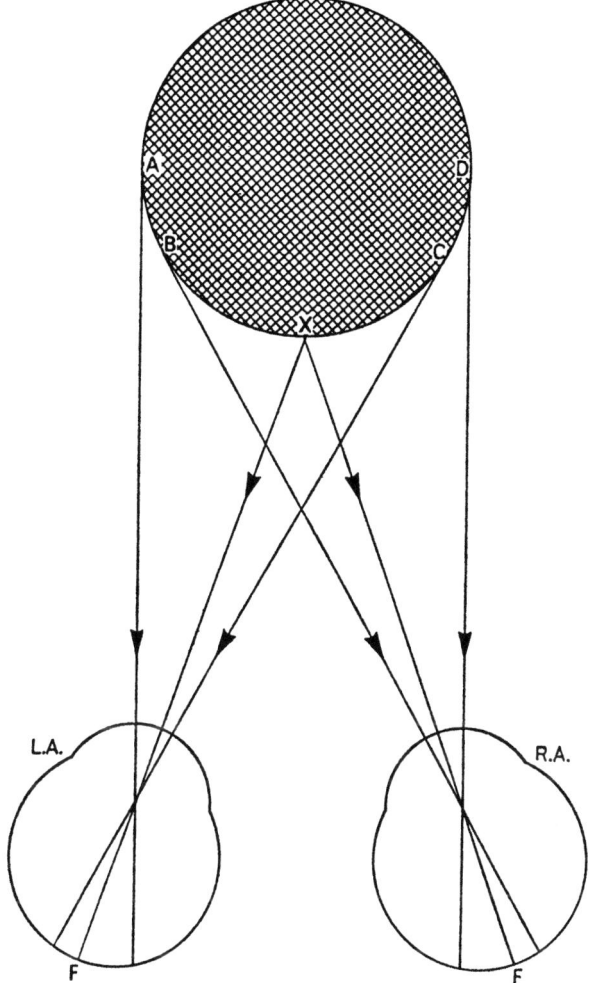

Abb. 6. Reizung der Retinae durch eine gekrümmte Fläche

Aus der Zeichnung ist ersichtlich, daß X in der rechten Hälfte des vom linken Auge wahrnehmbaren Anteils der sphärischen Fläche und auf der linken Seite des vom rechten Auge wahrnehmbaren Areals liegt.

Der binokulare Eindruck ist ein einfaches, fusioniertes Bild, das
A–D umfaßt, mit dem zentral gelegenen Punkt X, der auf dem Kamm
der gebogenen Fläche wahrgenommen wird. (Dieses Phänomen
kann praktisch demonstriert werden, indem die Hülle eines Feder-
halters direkt vor das Gesicht gehalten wird, wobei die Klammer als
Punkt X fungiert.)

Die Panumschen Fusionsreale. Aus den bisherigen Ausführungen
über stereoskopisches Sehen geht hervor, daß binokulares Sehen
auch dann stattfindet, wenn zwei etwas verschiedenartige Bilder die
Retinae auf gering verschiedenartige Weise reizen. Dies wäre aber
nicht möglich, wenn die Netzhautkorrespondenz auf einer starren
Punkt-zu-Punkt-Beziehung basieren würde. Die Panumsche Theorie
der Fusionsareale besagt aber, daß das Netzhautelement eines Auges
nicht nur mit einem einzigen Punkt sondern mit einem elliptischen,
den korrespondierenden Punkt umgebenden Areal im anderen Auge
zusammenarbeitet. Während nach der Theorie der starren Netzhautkorrespondenz nur die Punkte fusioniert werden können, die ihren
Ursprung im Horopter haben, ist es nach PANUM möglich, die gering
differenten Bilder des dreidimensionalen Objektes zu fusionieren, die
sich auf einen schmalen, bandartigen Bereich im Raum vor oder
hinter dem Horopter erstrecken. Ist ein Gegenstand so groß, daß er
diesen Bereich durchbricht, werden Netzhautelemente außerhalb der
Grenzen des Panumschen Areals gereizt, was physiologische Diplopie
zur Folge hat. (Abb. 7.)

X ist ein Fixierpunkt an der Seite des Würfels und stimuliert beide
Foveae.

Y ist ein Punkt an der vorderen Kante des Würfels und reizt den
Punkt PL im linken Auge, ein nasales Element, das in einer Punkt-
zu-Punkt-Beziehung mit dem temporalen Element P im rechten
Auge steht. Er korrespondiert aber außerdem mit einem elliptischen,
Punkt P umgebenen Areal. Y reizt Punkt PR im rechten Auge, der
innerhalb des elliptischen Panumschen Areals liegt. Aus diesem
Grunde wird Y einfach gesehen und erscheint näher als X.

Z liegt an der hinteren Kante des Würfels und reizt QL, ein temporal gelegenes Netzhautelement im linken Auge, das mit Q im
rechten Auge und außerdem mit einem kleinen elliptischen, Q umgebenden Areal korrespondiert. Z stimuliert im rechten Auge QR. Die
Disparität zwischen Q und QR ist aber zu groß, als daß QR noch im
Rahmen des Panumschen Areals liegen könnte. Deshalb werden die

beiden Bilder von Z nicht zu ein und derselben Stelle im Raum projiziert sondern erzeugen physiologische Diplopie.

Das schraffierte Areal im Diagramm kennzeichnet die horizontale Achse des Panumschen Areals im Raum; das bedeutet, daß alle Objekte innerhalb des schraffierten Areals fusioniert und einfach gesehen

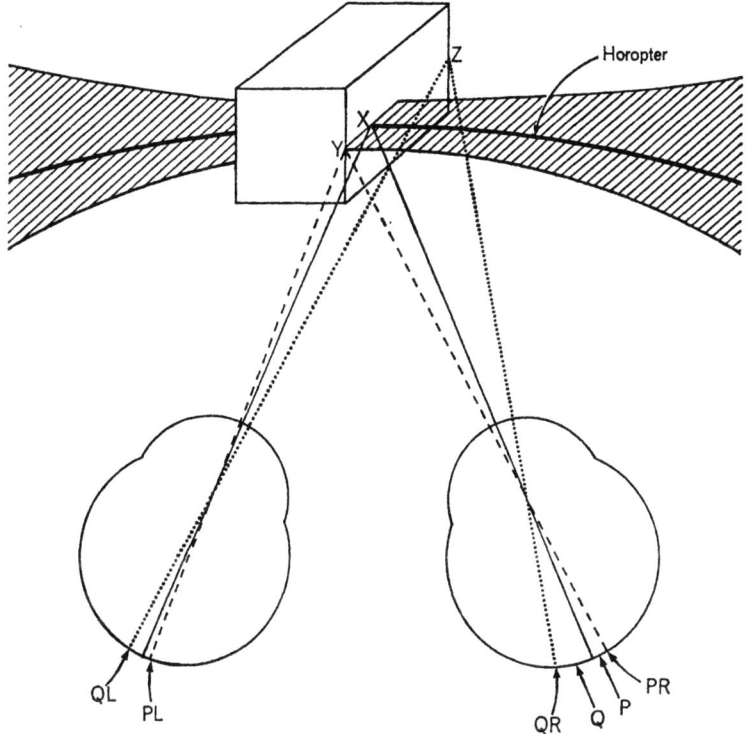

Abb. 7. Panumsche Fusionsareale

werden, und zwar dreidimensional. Die Panumschen Räume werden zur Peripherie hin tiefer, ihre horizontale Achse ist größer als die vertikale.

Es gibt noch *weitere Theorien* über den Mechanismus des binokularen Sehens. Der Hauptopponent der Panumschen Theorie der korrespondierenden Areale ist die „Suppressionstheorie". Sie sagt aus, daß die Korrespondenz völlig starr ist, und daß ein Paar korre-

spondierender Netzhautpunkte immer das andere unterdrückt. Es
wird behauptet, daß Tiefenwahrnehmung dadurch entsteht, daß die
Disparität beider Bilder, die physiologische Diplopie erzeugen, subjektiv empfunden wird. Der Ursprung der Suppressionstheorie liegt
schon sehr lange zurück. DUKE-ELDER gibt ein Zitat aus dem
Jahre 1593 an. Einwände gegen diese Theorie wurden erst in den
letzten 100 Jahren erhoben.

Die Bedeutung der Refraktionsfehler

Während der normalen Entwicklung der binokularen Reflexe ist
der Refraktionszustand von großer Bedeutung, da er einen wesentlichen Einfluß auf alle eventuell entstehenden Störungen des Muskelgleichgewichtes ausübt. Zwei Gründe sind hierfür verantwortlich:
erstens muß – soll sich sowohl das binokulare als auch das monokulare Sehen normal entfalten können – jedem Auge ein maximal
scharfes Bild dargeboten werden; zweitens belastet ein Refraktionsfehler das Gleichgewicht zwischen Akkommodation und Konvergenz.

Es ist nachgewiesen, daß der Ziliarmuskel solange unterentwickelt
ist, bis die physiologische infantile Hyperopie im Rahmen des Kompensationsvermögens liegt. Hyperopie oder Myopie beanspruchen
den Fusions-Vergenzreflex für ein differenziertes binokulares Einfachsehen, wohingegen Astigmatismus oder Anisometropie die Entstehung eines scharfen, binokularen Netzhautbildes erschwert und
deshalb die Entwicklung des Binokularsehens nachteilig beeinflussen
kann.

Kapitel II

Der Abdecktest

Die Beurteilung der Prognose und die Entscheidung über den geeigneten therapeutischen Weg setzen immer eine genaue Diagnose voraus. Bei der Untersuchung des Gleichgewichtes beider Augen zeigen nur einige wenige Fälle reine Orthophorie, die Mehrheit eine Heterophorie und ein gewisser Anteil ein manifestes Schielen. Der Abdecktest ist eine sehr einfache diagnostische Methode, die über jede Störung des Augenmuskelgleichgewichtes Aufschluß gibt. Die genaue Beurteilung der Ergebnisse dieses Tests ist deshalb von größter Bedeutung für die spätere Behandlung von Störungen des binokularen Sehens.

Das Prinzip des Abdecktests ist die Erzeugung einer *Dissoziation*. Hierbei wird der optische Reiz für beide Foveae so verändert, daß der Zwang zum binokularen Einfachsehen vorübergehend aufgehoben wird.

Dissoziation findet weiten Gebrauch in der orthoptischen Arbeit, sowohl für diagnostische als auch für therapeutische Zwecke. Sie kann mittels zweier Methoden zustande kommen: Erstens indem jeder Fovea ein besonderes Bild dargeboten wird, was mit Hilfe eines Spiegels, einer Scheidewand, eines Prismas oder von Komplementärfarben möglich ist. Diese Formen der Dissoziation werden am meisten verwendet, da sie die Untersuchung und Behandlung des Binokularsehens gestatten, während bei der anderen Methode – die auf Dissoziation durch die Okklusion eines Auges beruht – das Binokularsehen ganz außer Kraft gesetzt wird. Beim Abdecktest bedient man sich jedoch dieser letztgenannten Methode der Dissoziation durch Okklusion.

Vorbereitende Maßnahmen

Lage des Fixationsobjektes. Fixationsgegenstände dürfen nicht so groß sein, daß der Blick des Patienten darüber hinwegstreifen kann, und sie sollten gut zu identifizieren sein, damit der Patient genau weiß, was er ansehen soll. Sie sollten außerdem Interesse wecken, so daß ein kleiner Patient dazu bewegt wird, die Fixation aufrecht zu erhalten. Für Kinder eignet sich am besten ein Bild. Fragestellungen, die eine Antwort erfordern („Siehst Du den kleinen Zwerg, lacht er Dich an?"), fördern die Konzentration des Kindes. Fixationsgegenstände werden in drei verschiedenen Positionen dargeboten, so daß jede Änderung der Augenstellung unter den verschiedenen Bedingungen erkannt werden kann.

a) *Die Nahposition* liegt bei 33 cm. Sie wird als normale Lesestellung angesehen. Am besten eignet sich hier eines der folgenden Fixierobjekte.

1. Ein Gegenstand, der Einzelheiten aufweist, wie z. B. ein kleines Bild oder eine Buchstabenreihe in der Größe von Nieden VI bis Nieden VIII. Diese Objekte bewirken Akkommodation. Da eine enge Verbindung zwischen Akkommodation und Konvergenz besteht, ist es sehr wesentlich zu erfahren, ob der Gebrauch der einen Funktion eine Störung der anderen mit sich bringt.

2. Ein Licht stellt keinen Anspruch an die Akkommodation und hat den Vorteil, daß der Hornhautreflex sichtbar ist. Bei sehr kleinen Kindern ist ein sich hin und her bewegendes Licht in der Nahposition sehr oft der einzige Fixationsgegenstand, der einigermaßen anziehend wirkt.

b) *Die Fernposition* liegt bei 6 m oder im Unendlichen. Hier bietet sich am besten die 5/50-Optotype der Sehprobentafel an.

c) Unter der *weiten Fernposition* wird die Entfernung des Fixationsobjektes von mindestens 20 m verstanden. Sie wird nur in ganz bestimmten Fällen gebraucht. Auch hier sollte das Fixationsobjekt deutlich erkennbar sein. Die bloße Aufforderung: „Schau aus dem Fenster!" genügt nicht.

Der Okkludor. Der gebräuchlichste und einfachste Okkludor ist die Hand. Es muß allerdings darauf geachtet werden, daß der Patient nicht zwischen den Fingern hindurchsehen kann. Das Auge muß völlig verdeckt sein, anderenfalls kann die Fusion der peripheren Gesichtsfeldanteile die Dissoziation verhindern. Es ist in der Tat ratsam – bei schwierigen Abdecktests und wenn Zweifel über die Art der Abweichung bestehen, ist es auch zweifellos einfacher – sich anzugewöhnen, eine Karte zu benutzen, da diese dem Untersucher ein besseres Gefühl für den genauen Zeitpunkt der Dissoziation gibt, zu dem die Abweichung vermerkt werden soll.

Kopfhaltung. Es gibt zuweilen okular bedingte anomale Kopfhaltungen (S. 63). Sie sollten beim Abdecktest unbedingt berücksichtigt werden, da sich sonst unrichtige Diagnosen ergeben können. Es ist zu empfehlen, den Test zuerst bei der anomalen, danach zum Vergleich bei normaler Kopfhaltung durchzuführen. Der Patient sollte vorher möglichst nicht auf seine Zwangshaltung aufmerksam gemacht werden, da es ihm unter Umständen schwer fällt, sie willkürlich wieder einzunehmen, wenn darüber schon Äußerungen gefallen sind; und so würde ein sehr wichtiger Teil der Untersuchung evtl. unbrauchbar.

Hornhautreflexe entstehen bei Fixation eines Lichtes und helfen bei sehr kleinen Patienten, bei denen die Fixation nur flüchtig ist. Normalerweise liegt der Reflex wegen der gering temporalen Lage der Fovea gering nasal des Pupillenzentrums. Es kann aber gefährlich sein, allein aus anomal gelegenen Hornhautreflexen endgültige Schlüsse zu ziehen, da sie evtl. nur auf einer ungewöhnlichen Lage der Fovea und nicht auf einer Störung des Binokularsehens beruhen.

Methode

Überprüfung der bifovealen Fixation. Der Patient wird gebeten, ein nahegelegenes Objekt zu fixieren. Bei binokularem Einfachsehen sind dann beide Foveae auf diesen Punkt gerichtet. Um dies zu beweisen, sollte der Untersucher das rechte Auge abdecken und das linke Auge genau beobachten. Wenn die linke Fovea auf den Fixationsgegenstand gerichtet ist, wird das linke Auge sich während der Fixation nicht bewegen. Der Okkludor wird dann entfernt und der Test wiederholt, indem das linke Auge abgedeckt und das rechte beobachtet wird. Ist die Fovea auf den Fixationspunkt eingestellt, sollte auch im rechten Auge keine Bewegung ersichtlich sein. Anderenfalls handelt es sich um einen manifesten Strabismus (siehe S. 103).

Heterophorie. Wenn Gewißheit darüber besteht, daß bifoveale Fixation ständig vorhanden ist, wird der Abdecktest nun mit dem Ziel fortgeführt, eine Heterophorie festzustellen, bei der die Abweichung durch die Fusionskraft kompensiert wird. Beim Okkludieren entfällt jedoch der Anreiz zur Fusion, was zur Folge hat, daß ein

Auge von der Geraden in die sogenannte „Dissoziationslage" abgleitet. Diese kann divergent, konvergent, hyper- oder hypotrop sein. Nach Beendigung der Dissoziation erfolgt eine Wiederherstellung zur bifovealen Fixation. Die Abweichung ist also latenter Natur. Um diese latente Abweichung mit Hilfe des Abdecktests zu erkennen, wird zum Zwecke der Dissoziation das rechte Auge abgedeckt und dann der Fixationsgegenstand hin und her bewegt, um sicher zu gehen, daß die Bildtrennung vollkommen ist. Die latente Abweichung offenbart sich, wenn der Untersucher das rechte Auge sorgfältig beobachtet, während er den Okkludor entfernt. Das Auge kehrt von der Dissoziationslage der Heterophorie zum binokularen Einfachsehen zurück.

Wenn diese Bewegung des Auges nach innen erfolgt, muß es hinter dem Okkludor offenbar eine Divergenzstellung angenommen haben. Somit liegt eine Exophorie vor. Eine kompensierende Bewegung nach außen zeigt eine Konvergenzstellung oder Esophorie an. Eine Bewegung nach unten folgt einem Höherstand bzw. einer Hyperphorie, eine Bewegung nach oben einem Tieferstand bzw. einer Hypophorie.

Zyklophorie ist ein relativ seltener Zustand, der durch eine Rollbewegung des okkludierten Auges um die Sagittalachse gekennzeichnet wird. Wenn der „12 Uhr-Punkt" unter der Okklusion zur Nase rotiert, spricht man von Inzyklophorie. Nach dem Entfernen der Abdeckscheibe rotiert er wieder nach außen. Eine Rotation des abgedeckten Auges nach außen kennzeichnet eine Exzyklophorie.

Abb. 8 zeigt
a) binokulares Einfachsehen,
b) das hinter dem Okkludor divergierende rechte Auge und
c) die Wiedererlangung des binokularen Einfachsehens, indem das rechte Auge eine kompensierende Einwärtsbewegung ausführt.

Wenn der Test nun am linken Auge wiederholt wird, kommt es zu demselben Ergebnis. Heterophorie bezieht sich nicht auf die fehlerhafte Stellung eines Auges, sondern stellt die natürliche Beziehung beider Augen zueinander dar. Nur selten begegnet man einer Inkomitanz (S. 62).

Der Test wird in der Nähe und Ferne, mit und ohne Brille durchgeführt.

Bei der Aufzeichnung des Untersuchungsergebnisses wird sowohl die Richtung der Abweichung als auch die Stärke (gering, mäßig oder stark) vermerkt. Außerdem ist es wichtig, den Grad der Wiederherstellung zum binokularen Einfachsehen festzuhalten, da er Aufschluß darüber gibt, wie gut die Heterophorie kontrolliert werden kann.

Beispiel: *mit Brille* mäßige latente Divergenz mit schneller Wiederherstellung in Nähe und Ferne, *ohne Brille* starke latente Divergenz mit langsamer Wiederherstellung in der Nähe; mäßige latente Divergenz mit mäßiger Wiederherstellung in der Ferne.

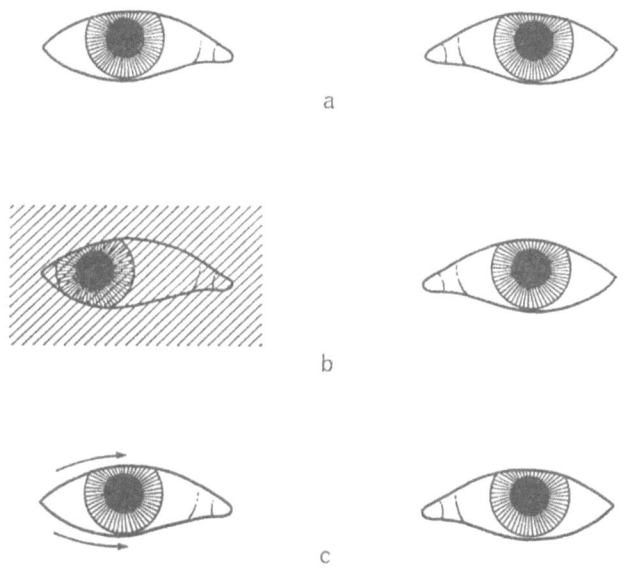

Abb. 8. Latenter Strabismus divergens

Hyperphorie eines Auges ist immer mit Hypophorie des anderen gepaart. Es ist allgemein üblich, die Hyperphorie zu vermerken. In diesem Fall ist es – im Gegensatz zu den Horizontalabweichungen – erforderlich, auch das Auge anzugeben, welches hyperphorisch ist.

Manifester Strabismus. Wenn sich bei der Überprüfung der bifovealen Fixation zeigte, daß beim nicht okkludierten Auge eine Einstellbewegung zur Fixationsaufnahme nötig war, kann die Sehachse dieses Auges offenbar nicht auf das Fixationsobjekt gerichtet gewesen sein. Mit anderen Worten: es liegt ein manifestes Schielen vor (Heterotropie).

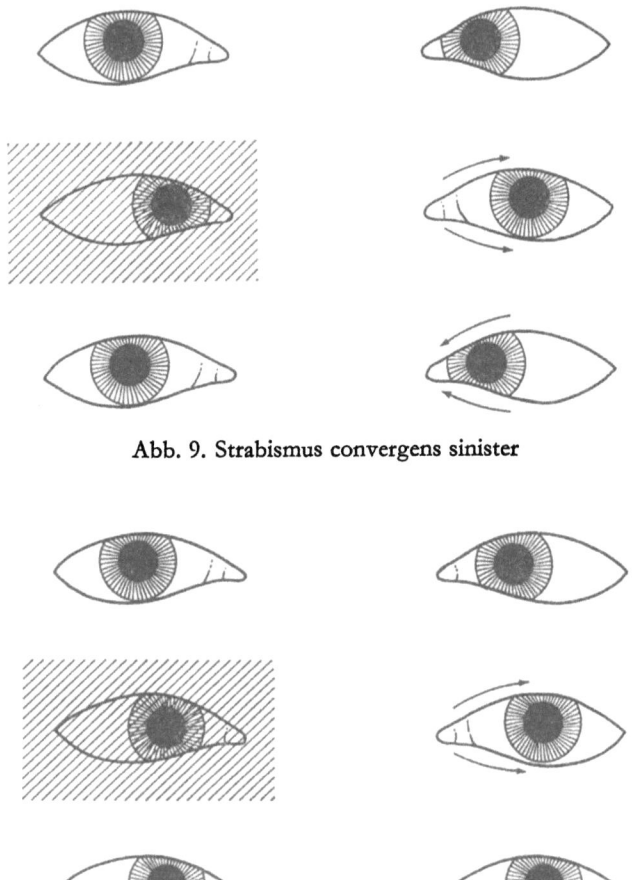

Abb. 9. Strabismus convergens sinister

Abb. 10. Strabismus convergens alternans

Um mit Hilfe des Abdecktests einen manifesten Strabismus zu diagnostizieren, wird zuerst das rechte Auge abgedeckt und dabei das linke genau beobachtet. Bewegt sich das Auge, um Fixation auf-zunehmen, muß es vorher in Schielstellung gestanden haben. Wenn

jedoch diese Bewegung ausbleibt, war es bereits auf das Fixationsobjekt gerichtet. In diesem Fall sollte jetzt das linke Auge abgedeckt
und das rechte bei der Fixationsaufnahme beobachtet werden. Auf
diese Weise ist wieder die Beurteilung möglich, ob es vorher in
einer Schielstellung oder gerade gestanden hat.

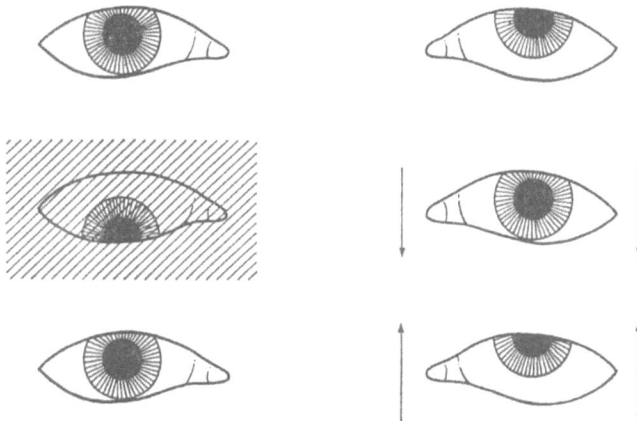

Abb. 11. Hypertropie links

Wie vorher schon erwähnt, zeigt eine Bewegung des Auges nach
innen ein Außenschielen (Exotropie), nach außen ein Innenschielen
(Esotropie) an. Eine Bewegung nach unten offenbart einen Höherstand (Hypertropie), nach oben einen Tieferstand (Hypotropie).

Der Test sollte für die Nähe und die Ferne, mit und ohne Brille,
bei Rechts- und Linksfixation durchgeführt werden, damit auch
Veränderungen, wie sie unten beschrieben sind, erkannt werden
können.

Ein unilateraler Strabismus (Abb. 9) ist dadurch gekennzeichnet,
daß das schielende Auge beim Abdecken des anderen die Fixation
aufnimmt, aber wieder zur ursprünglichen Stellung zurückkehrt,
sobald der Okkludor entfernt wird.

Beim alternierenden Strabismus (Abb. 10) verbleibt das vormals
schielende Auge in der geraden Stellung, und zwar auch nach Wieder-
freigabe des anderen Auges. Das ehemals führende ist jetzt das abweichende Auge.

Die Bezeichnung „alternierend" wird bei vertikalen Abweichungen nicht in derselben Weise verwendet. Abb. 11 zeigt den Abdecktest bei einem Fall mit Hypertropie links. Der Zustand in Abb. 12 kann aber nicht als alternierende Hypertropie bezeichnet werden, da – obwohl die Führung abwechselnd übernommen wird – das rechte Auge niemals höher steht. Nach dem Entfernen der Abdeckscheibe hält das linke Auge die Fixation aufrecht, und das rechte Auge wird hypotrop. Diesen Fall würde man als Hypertropie links mit Alternation bezeichnen.

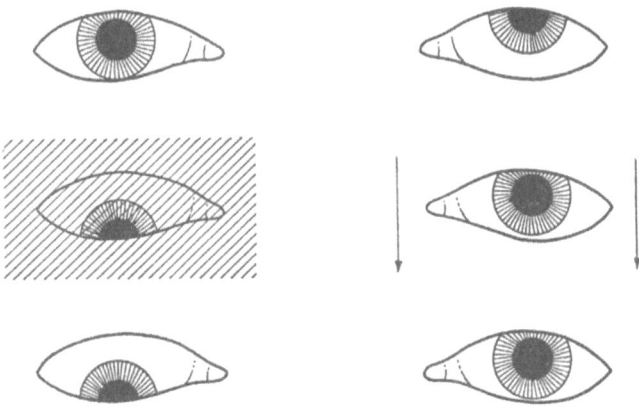

Abb. 12. Hypertropie links mit Alternation

Alternierende Hypertropie wird in Abb. 13 illustriert. Wenn vor dem Abdecktest das rechte Auge führt, ist das linke hypertrop. Nach dem Abdecken des rechten Auges hat das linke die Fixation wieder erlangt, und das rechte ist hypertrop. Dieses Phänomen ist meistens mit einer horizontalen Abweichung verbunden, wie sie oben gezeigt wird. Es sollte nicht mit dissoziierter Vertikaldifferenz verwechselt werden.

Ein konstanter Strabismus ist dauernd vorhanden, entweder unilateral oder alternierend.

Ein intermittierender Strabismus tritt nur manchmal, unter bestimmten Umständen auf, z. B. in der Nähe oder Ferne oder bei Müdigkeit eines Kindes.

Beim akkommodativen Strabismus hängt die Stärke der Abweichung davon ab, ob die Brille getragen wird oder nicht.

Eine konkomitante Abweichung ist immer von gleichbleibender Stärke unabhängig davon, welches Auge fixiert und welche Blickrichtung benutzt wird.

Bei einem inkomitanten Strabismus wechselt der Grad der Abweichung in den verschiedenen Blickrichtungen und beim Wechsel von Rechts- auf Linksfixation. Hier liegt meistens die Parese eines Muskels vor.

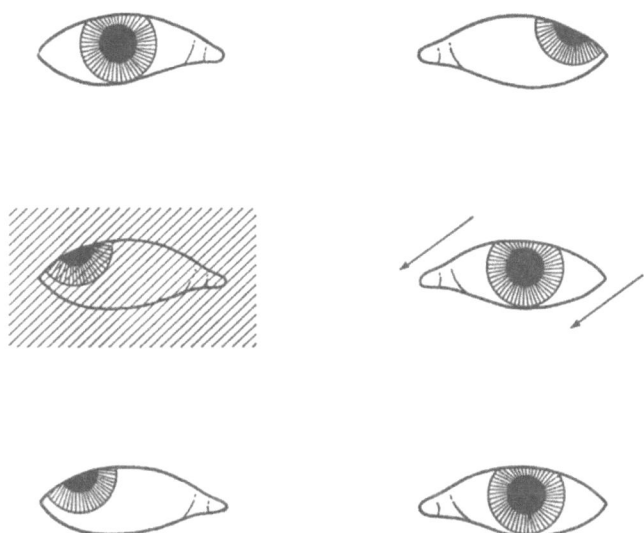

Abb. 13. Alternierender Strabismus divergens mit alternierender Hypertropie

Bei der Durchführung des Abdecktests sollten noch zwei weitere Punkte beachtet werden:

1. Die Qualität der Fixation. Hierbei sollte beobachtet werden, ob die Fixation mit jeden Auge rasch aufgenommen und sicher beibehalten kann. Über die Bedeutung dieses Faktors wird in den Kapiteln VI und VII noch diskutiert.

2. Nystagmus ist eine oszillierende Bewegung des Auges, die ebenfalls beim Abdecktest entdeckt werden kann. Nystagmus kann latent auftreten (nur sichtbar beim Abdecken eines Auges) oder manifest (d. h. immer vorhanden) sein. Latenter Nystagmus geht oft mit Heterophorie oder einem manifesten Strabismus einher; seine Ätiologie ist unklar. Er stellt eine Komplikation bei der Behandlung des Schielens dar, verhindert aber nicht unbedingt das binokulare Einfachsehen. Manifester okulärer Nystagmus ist häufig mit gestörtem zentralem Visus verbunden (eine derartige Störung kann z. B. durch Albinismus verursacht werden), kann aber auch idiopathisch sein. In jedem Fall stellt er ein Hindernis für das Beibehalten des binokularen Einfachsehens dar.

Bei der Aufzeichnung des Untersuchungsergebnisses sollten alle typischen Symptome vermerkt werden, die bei dieser Untersuchung aufgefallen sind, wie die drei folgenden Beispiele zeigen sollen:

1. Mit Brille – geringer Strabismus convergens alternans Nähe und Ferne, der bei Akkommodation zunimmt; *ohne Brille* – mäßiger Strabismus convergens dexter für die Nähe, geringer für die Ferne.

2. Nähe – mäßige latente Divergenz mit schneller Wiederherstellung; *Ferne* – mäßige latente Divergenz mit langsamer Wiederherstellung; *weite Ferne* – alternierende manifeste Divergenz mit alternierender Hypertropie.

3. Strabismus convergens alternans Nähe und Ferne, bei Linksfixation nimmt die Abweichung zu.

Der Abdecktest ist die Grundlage für die Untersuchung aller Fälle mit Störungen des Augenmuskelgleichgewichtes, ob nun die Abweichung latent oder manifest ist. Die genaue und gründliche Durchführung, die nur sehr wenig Zeit in Anspruch nimmt, sollte eine Selbstverständlichkeit sein. Jedoch gerade die Einfachheit des Tests kann zu mangelnder Sorgfalt verleiten, die nur allzuleicht eine korrekte Diagnose verhindert.

Kapitel III

Untersuchung der Heterophorie

Ätiologie

Es gibt wohl keinen Menschen, der in allen Blickrichtungen reine Orthophorie zeigt. Eine gewisse latente Abweichung ist also durchaus normal, wenn auch Richtung und Grad der Abweichung individuell verschieden und von mehreren Faktoren abhängig sind. Anatomische Gegebenheiten, wie z. B. die Pupillardistanz, und physiologische Faktoren, wie übermäßige oder vernachlässigte Tätigkeit im Nahbereich, können die Tendenz zu einer latenten Abweichung begünstigen. Zusätzlich spielt das Alter eine Rolle. Esophorie tritt häufiger bei jüngeren, Exophorie häufiger bei älteren Leuten auf. Inkomitante Heterophorie (sie kann zum intermittierenden oder konstanten Schielen führen) ist oft das Ergebnis einer organisch oder nervös bedingten Muskelerkrankung, während die offensichtlich geringen Anforderungen einer längeren einäugigen Tätigkeit bei einem Erwachsenen zur Exophorie, bei einem Kind aber zu einem manifesten Schielen führen können.

Refraktionsfehler. Auf die Bedeutung der Brechungsfehler wurde bereits auf S. 14 hingewiesen.

1. Esophorie ist meist verbunden mit:

a) Hyperopie, die durch zusätzliche Akkommodation überwunden werden kann;
b) Kongenitaler Myopie, da hier besonders der Nahbereich in Anspruch genommen wird.

2. Exophorie findet sich vor allem in Fällen mit

a) erworbener Myopie, da der Impuls zur Akkommodation reduziert ist;

b) Presbyopie, da sich der Nahpunkt der Akkommodation entfernt, worunter das Verhältnis zwischen Akkommodation und Konvergenz leidet.

3. Zyklophorie kann gelegentlich durch
a) schiefen Astigmatismus oder
b) falsch korrigierten Astigmatismus verursacht werden.

Dekompensation

Nur selten ist Heterophorie mit Beschwerden verbunden. Kann sie aber nicht kompensiert werden, gibt sie zu erheblichen subjektiven Beschwerden Anlaß.

Ursachen der Dekompensation. Sie sind oft leicht zu finden, denn meistens spielt allgemeine Ermüdung eine Rolle, die in einer organischen oder psychischen Krankheit begründet ist. So leidet die übermüdete, überanstrengte Hausfrau oder der über seinen Steuern grübelnde Vater genau so unter der Dekompensation, wie diejenigen, bei denen sie durch mehr augenfällige Faktoren verursacht wird, wie z. B. nach langem Lesen bei schlechtem Licht. Diese Ermüdungsfaktoren beeinflussen nicht die Funktionskraft der einzelnen Muskeln; die ständigen, zur Aufrechterhaltung des binokularen Gleichgewichtes erforderlichen Korrektionsbewegungen nehmen eher die Fusionsreserve als die Muskelreserven in Anspruch. Ebenso kann fortschreitendes Alter für die Dekompensation einer bisher gut kontrollierten Heterophorie verantwortlich gemacht werden.

Neben Ermüdung können auch aggravierende Faktoren mitbestimmend sein. Zum Beispiel wird es einem Studenten mit einer Exophorie schwer fallen, im Herbst seine Studien wieder aufzunehmen, nachdem er sich in den Sommermonaten hauptsächlich im Freien beschäftigt hat. In diese Kategorie fallen auch die korrigierten und die unkorrigierten Refraktionsfehler, deren Einfluß anhand der folgenden Beispiele nochmals verdeutlicht werden soll.

Ein esophorischer Patient wird allmählich myop. Solange seine Myopie noch nicht korrigiert war, hätte sie möglicherweise noch kontrolliert werden können. Mit Brille jedoch wird sich die latente Konvergenz verstärken, da die Konkavgläser vermehrte Akkommodation erfordern. So sind die Beschwerden hier erst durch die (richtige) Korrektur des Brechungsfehlers verursacht worden. Umgekehrt soll

nun der Fall eines exophorischen Patienten mit leichter Myopie erörtert werden, der seine Brille zum Autofahren und im Theater trägt.
Für Naharbeit hält er sie für unnötig, da für ihn das Schriftbild vollkommen klar ist, was er aber nur durch die Entspannung der Akkommodation erreicht. Dadurch entsteht auch ein verminderter Impuls
zu Konvergenz, so daß die Tendenz zur Exophorie zunimmt.

Beschwerden des Patienten

Eine dekompensierte Heterophorie ist durch asthenopische Beschwerden charakterisiert, die nach Überanstrengung der Augen
oder manchmal bei allgemeiner körperlicher Schwäche in Erscheinung treten. Normalerweise werden diese Beschwerden nicht morgens
oder nach einem Urlaub bemerkt (wenn sie sich auch möglicherweise
beim Arbeiten sehr rasch wieder einstellen).

Es gibt 2 Gruppen von Symptomen:

1. Symptome, die dadurch zustandekommen, daß trotz aller
damit verbundenen Anstrengungen *das binokulare Einfachsehen aufrecht
erhalten wird.*

a) Frontale oder okzipitale Kopfschmerzen oder Augenschmerzen
werden sehr häufig wahrgenommen.

b) Der Fokus kann nicht rasch genug von einer Distanz auf die andere
gewechselt werden.

c) Fehlerhafte Tiefenwahrnehmung stellt ein häufiges Symptom dar.

d) Lichtscheu wird besonders von exophorischen Patienten angegeben, die sich häufig als Gegenmaßnahme angewöhnen, ein
Auge zuzukneifen.

2. Symptome, die entstehen, weil *das binokulare Einfachsehen* wegen
der damit verbundenen Anstrengung *zeitweise aufgegeben wird.*

a) Intermittierende Diplopie wird beobachtet, wenn die latente Abweichung gelegentlich manifest wird. Der Patient ist manchmal,
aber nicht immer in der Lage, die Doppelbilder wieder zu fusionieren.

b) Verschwommenes Sehen tritt dann auf, wenn die binokulare
Konvergenz nicht aufrechterhalten werden kann und deshalb auch
die Akkommodation entspannt wird. Manchmal wird dabei Diplopie bemerkt – wie oben beschrieben – anderenfalls tritt Suppression
auf.

c) Bei Hyperphorie können Übelkeit und Schwindel auftreten. Dies erklärt sich damit, daß auch nur flüchtige Doppelbilder in der vertikalen Ebene als besonders unangenehm empfunden werden.

Klinische Untersuchung

Nach Aufnahme der Anamnese, wobei der Allgemeinzustand und die Art der Beschwerden besondere Berücksichtigung finden sollten, wird die klinische Untersuchung mit einer Reihe von Tests angeschlossen.

Der Visus sollte bekannt sein, bevor mit irgendeiner anderen Untersuchung begonnen wird, da er die Grundlage für die Deutung der anderen Testergebnisse darstellt. Er sollte in der Nähe und Ferne, ohne und mit Brille – falls vorhanden – geprüft werden.

Die Refraktion. Wenn der Patient eine Brille besitzt, sollte er gefragt werden, ob er sie ständig oder nur zu bestimmten Gelegenheiten trägt. Ebenfalls sollte die Stärke der Gläser und der Zeitpunkt der letzten Verordnung ermittelt werden. Die Refraktion muß daraufhin noch einmal bestimmt werden.

Der Abdecktest (Kapitel II). Die Art der Heterophorie wird mit dem Abdecktest festgestellt: Richtung und Ausmaß der Abweichung. (ob gering, mäßig oder stark) sollte vermerkt werden; ganz besonders wichtig ist jedoch, wie schnell sich nach dem Wegnehmen des Okkludors das binokulare Einfachsehen wieder herstellt.

Binokulare Motilität. Diese Prüfung sollte in allen Hauptblickrichtungen erfolgen. (Näheres siehe S. 190). Die Motilität ist meistens frei; sollte jedoch eine Einschränkung auffallen, muß der

Hess-Schirm zu Hilfe genommen werden, damit die genaue Diagnose gestellt werden kann. Das Ergebnis eignet sich auch für Vergleichszwecke bei späteren Untersuchungen, um den Verlauf der Störung zu kontrollieren (S. 193).

Naheinstellung. Konvergenz und Akkommodation können mit dem R.A.F.-Gerät oder einem anderen Nahprüfgerät gemessen werden (Bild I, S. 182), wobei der Patient angeben muß,

a) wann die sich nähernde Fixierlinie doppelt gesehen wird (das entspricht dem Aussetzen der subjektiven Konvergenz). Der Untersucher sollte hierbei die Augen genau beobachten, um das Ausmaß der Konvergenz auch objektiv beurteilen zu können. Der Patient gibt möglicherweise keine Doppelbilder an, wenn sich bereits Suppression entwickelt hat;

b) wann die sich nähernde Schrift zu verschwimmen beginnt (das entspricht dem Nahpunkt der Akkommodation).

Die Akkommodation sollte erst binokular, dann monokular geprüft werden, wobei jeder Test dreimal zu wiederholen ist, damit eine Störung mit Sicherheit ausgeschlossen werden kann.

Messung. Nachdem der Abdecktest nur eine grobe Schätzung der Abweichung ermöglicht hat, muß diese nun genau gemessen werden. Dazu müssen die Bilder beider Augen so getrennt werden, daß kein binokulares Einfachsehen mehr möglich ist. Auf diese Weise wird die fusionsfreie Stellung eingenommen, die mit den folgenden Methoden gemessen werden kann.

Der Maddox-Wing (Bild II, S. 82) ist ein Gerät zur Messung der Abweichung im Nahbereich. Die Dissoziation wird mit Hilfe von zwei Flügeln erreicht, so daß das rechte Auge nur den roten und den weißen Pfeil und das linke die Zahlenfelder sieht. Während der Patient die weiße 0 fixiert, weicht das rechte Auge in die Ruhestellung ab, so daß der Pfeil jetzt ein nasales oder temporales Netzhautelement reizt und entsprechend projiziert wird. Die horizontale Deviation wird dadurch gemessen, daß der Patient angibt, auf welche weiße Zahl der weiße Pfeil zeigt; für die Messung der vertikalen Abweichung werden die roten Zahlen und der rote Pfeil benützt. Im Fall einer Zyklophorie muß der Patient angeben, wann der rote Pfeil mit der weißen Zahlenreihe parallel verläuft. Das Ergebnis wird an der Skala rechts außen abgelesen. Die Bildtrennung ist am Maddox-Wing nicht immer vollkommen. Es empfiehlt sich deshalb, die Augen mehrmals alternierend abzudecken, bevor das Ergebnis abgelesen wird, um so die maximale Abweichung zu erhalten.

Der Maddox-Stab-Test im Handgestell (Bild III, S. 83) wird bei Fernfixation durchgeführt. Die Dissoziation entsteht dadurch, daß ein Auge ein punktförmiges Licht in 6 m Entfernung fixiert, das durch eine Reihe roter Glasstäbe vor dem anderen Auge so gebrochen wird, daß eine Linie entsteht. Im Handgestell ist auf der anderen Seite ein rotierbares Prisma angebracht, womit die relative Stellung beider Bilder so verändert werden kann, daß sie schließlich örtlich übereinstimmen. Zur Messung der Horizontaldeviation werden die Stäbe horizontal gestellt, so daß das Licht in eine senkrechte Linie umgewandelt wird. Im Fall einer horizontalen Heterophorie erscheint jetzt der Strich neben dem Licht und wird ungekreuzt bei Esophorie, gekreuzt bei Exophorie lokalisiert. Die Basis des Prismas muß zuerst unten sein, damit keine horizontale Verschiebung eintritt, und wird von da aus rotiert, bis die Linie durch das Licht verläuft. Das Ergebnis wird auf der Skala am Gerät abgelesen. Die vertikale Abweichung wird durch senkrecht gestellte Stäbe gemessen, damit eine horizontal verlaufende Linie entsteht. Die Basis des Prismas liegt erst außen, so daß keine vertikale Verschiebung eintritt, und wird von dieser Stellung aus gedreht, bis die Linie durch das Licht verläuft.

Der Maddox-Stab, der aus einer Anzahl zylindrischer Stäbe zusammengesetzt ist, kann auch in Verbindung mit dem Maddox-Kreuz oder mit Einzelprismen angewendet werden. Diese Methoden sollen aber hier nicht weiter erörtert werden, da das soeben beschriebene Gerät am meisten verwendet wird und weitaus bequemer in der Handhabung ist.

Mit dem *Prismen-Abdecktest* kann die Abweichung für Vergleichszwecke in jeder beliebigen Distanz, in der Nähe, Ferne oder weiten Ferne gemessen werden, indem der Abdecktest mit Prismen kombiniert wird und zwar mit Einzelprismen oder vorzugsweise mit der Prismenleiste. Die Prismenleisten sind aus einer Reihe graduierter Prismen zusammengesetzt, in einer Leiste sind sie horizontal, in der anderen vertikal angeordnet. Mit Hilfe der Prismen wird die beim Abdecktest gesehene Abweichung korrigiert. Es ist am vorteilhaftesten, die Augen alternierend abzudecken, indem der Okkludor fortwährend von einem zum anderen Auge bewegt wird, während die Stellung der Leiste der Bewegung der Augen angepaßt wird, bis keine Einstellbewegungen mehr erfolgen (Prinzip des Prismen-Abdecktests s. S. 41).

Der Vorteil des Prismen-Abdecktests gegenüber dem Maddox-Wing und dem Maddox-Stab-Test liegt darin, daß die Bildtrennung meistens vollständiger ist, so daß sich die maximale Abweichung besser offenbart. Dies trifft vor allem dann zu, wenn die Abweichung durch ein zu starkes Prisma erst überkorrigiert und erst daraufhin der Umschlagpunkt vermerkt wird.

Prismen Basis außen korrigieren eine Esophorie, Basis innen eine Exophorie, Basis oben rechts (oder Basis unten links) eine —VD (Hyperphorie links), Basis oben links (oder Basis unten rechts) eine +VD (Hyperphorie rechts).

Das Synoptophor (Bild IV, S. 83). Die Untersuchung einer Heterophorie am Synoptophor ist deshalb wichtig, weil dadurch die Leistungskraft der Binokularfunktionen festgestellt werden kann. Daraus wiederum läßt sich die verfügbare Kontrollreserve des Patienten ersehen. Die technische Handhabung dieses Gerätes wird hier nicht beschrieben, da sie mehr in das Arbeitsgebiet der Orthoptistin als in das des Augenarztes fällt.

Der erste Grad des Binokularsehens (Simultane foveale Perzeption) wird geprüft, um eine etwa vorhandene Suppression aufzudecken, die sich aufgrund der dekompensierten Heterophorie ausgebildet haben kann.

Die Prüfung *des zweiten Grades* (Fusion) dient der Ermittlung der Fusionsbreite. Die positive Fusionsbreite löst eine Konvergenz-, die negative eine Divergenzbewegung aus.

Die Untersuchung *des dritten Grades* (Stereopsis) gibt Aufschluß über die Qualität dieser Funktion. In einigen Fällen ist es allein die mangelhafte Tiefenwahrnehmung, die Anlaß zu Beschwerden gibt.

Die Messung der Fusionsbreite mit Prismen wird von manchen als noch wichtiger erachtet als ihre Messung am Synoptophor. Dies ist sicher richtig bei Esophorien, bei denen es besonders auf die negative Fusionsbreite ankommt. Hierfür ist das Synoptophor weniger geeignet, da nur ein begrenzter Raum für Abduktion zur Verfügung steht. Aufschlußreicher ist hier die Prüfung der Fusion mit Prismen Basis innen.

Interpretation der Ergebnisse

Refraktion. Die Bedeutung herabgesetzten, durch nicht korrigierten Refraktionsfehler bedingten Sehvermögens wird jedem einleuchten. Die Kenntnis der Refraktionsverhältnisse ist aber bei Heterophorien darüber hinaus im Hinblick auf die enge Beziehung zwischen Akkommodation und Konvergenz besonders wichtig, da sie durch die Auswirkung einer Hyperopie oder Myopie auf die Heterophorie einer Belastung ausgesetzt ist. Die Tatsache, daß eine nicht korrigierte Hyperopie vermehrte Akkommodation in der Nähe erfordert, während Myopie den Akkommodationsimpuls verringert, sollte bei der Beurteilung des Falles berücksichtigt werden.

Die Richtung und der Grad der Abweichung. Diese Fakten sind deshalb wesentlich, weil das Kontrollvermögen vom Typ der

Heterophorie abhängig ist. Wenn es auch hierfür keine allgemeingültige Regel gibt, so sind dem Kontrollvermögen doch bestimmte Grenzen gesetzt. Durch den Abdecktest wurden die Richtung und das ungefähre Ausmaß der Abweichung bekannt, das danach mittels des Maddox-Wing, Maddox-Stab-Tests oder des Prismen-Abdecktests genau bestimmt werden kann.

Heterophorien werden in verschiedene Typen unterteilt, die die jeweiligen charakteristischen Merkmale aufweisen.

Esophorie

a) Vom Typ des Konvergenzexzesses. Die latente Abweichung ist in der Nähe größer als in der Ferne. Wenn die Abweichung 10 Prismendioptrien in der Nähe übersteigt, kann sie zu Beschwerden Anlaß geben.

b) Vom Typ der Divergenzschwäche. Die Abweichung ist in der Ferne größer als in der Nähe. In diesem Fall ist die Kontrolle sogar noch schwieriger, und eine Abweichung von 6–8 Dioptrien in der Ferne kann bereits Symptome hervorrufen.

Exophorie

a) Vom Typ der Konvergenzschwäche. Der Schielwinkel nimmt in der Nähe zu. Eine Deviation von 15 oder sogar 20 Dioptrien kann unter Umständen ohne Schwierigkeiten kompensiert werden.

b) Vom Typ des Divergenzexzesses. Hierbei wird die stärkere Deviation in der Ferne gemessen, und wieder können 15 Dioptrien möglicherweise ohne weiteres kontrolliert werden. N. B. Bei dieser Form der Heterophorie sollte der Abdecktest auch in der weiten Ferne wiederholt werden (d. h. bei Fixation eines Objektes in mindestens 20 m Entfernung). Ein bestimmter Anteil der Fälle mit einer geringen oder mäßigen Exophorie für die Nähe, die in der Ferne zunimmt, zeigt in der weiten Ferne eine manifeste Divergenz und fällt somit in die Kategorie der intermittierenden Divergenz. Die Behandlung dieses Krankheitsbildes unterscheidet sich von dem der Exophorie (S. 124). Es ist deshalb wichtig, korrekt zu diagnostizieren.

Hyperphorie

Ihre Kontrolle ist äußerst schwierig. Da die Fusionsbreite in der vertikalen Ebene im allgemeinen nur sehr gering ist, kann bereits

eine Abweichung von 3 Dioptrien subjektive Symptome hervorrufen.

Alternierende Hyperphorie, ein Zustand, bei dem das jeweils abgedeckte
Auge nach oben abweicht, soll hier nicht weiter erörtert werden. In diesem
Fall können 20–30 Dioptrien Vertikal-Differenz mühelos kontrolliert
werden. Dieser Typ der Abweichung stellt eine Besonderheit dar und sollte
nicht mit anderen bereits beschriebenen verwechselt werden.

Der Grad der Wiederherstellung. Die Schnelligkeit, mit der
binokulares Einfachsehen beim Abdecktest wiederaufgenommen
wird, ist von größter Bedeutung. Eine rasche Wiederherstellung
kennzeichnet eine gute Kontrolle der Heterophorie, während eine
langsame, verhaltene Rückkehr ein Anzeichen dafür ist, daß die bifoveale Fixation nur schwer beibehalten werden kann. In ernsthaften
Fällen ist es möglich, daß nach der Wegnahme des Okkludors gar
keine korrigierende Bewegung beobachtet werden kann, bis der
Patient geblinzelt oder die Fixation eines neuen Gegenstandes aufgenommen hat.

Die Größe der Abweichung sollte immer gleichzeitig mit dem
Grad der Wiederherstellung begutachtet werden. Ein Patient mit
einer Exophorie vom Typ der Konvergenzschwäche von 15 Dioptrien mit einer schnellen Wiederherstellung kann z. B. völlig beschwerdefrei sein, wohingegen eine Exophorie von 8 Dioptrien mit
einer verlangsamten Wiederherstellung zu sehr störenden Beschwerden Anlaß geben kann.

Auf der anderen Seite kann aber auch allein die Größe der Deviation trotz einer scheinbar raschen Wiederherstellung für subjektive
Symptome verantwortlich gemacht werden. Ein Patient mit einer
markanten Exophorie von beispielsweise 35 Dioptrien mag seine
Abweichung während der Untersuchung gut kontrollieren können.
Gegen Abend wird er jedoch unweigerlich mit Ermüdungserscheinungen zu kämpfen haben.

Binokularfunktionen. Macht sich bei der Überprüfung der
simultanen fovealen Perzeption Suppression bemerkbar, muß eine
Dekompensation der Heterophorie angenommen werden, d. h.
ein zeitweise manifestes Schielen. Dieses wiederum führt zur Suppression, um Diplopie zu vermeiden. Im fortgeschrittenen Stadium
umfaßt die Suppression nicht nur ein foveales, sondern ein makuläres
Areal.

Die Fusionsbreite, die am Synoptophor oder mit Prismen demonstriert werden kann, sollte in ausreichendem Maße vorhanden sein. Hierbei muß aber auch das Alter des Patienten berücksichtigt werden. Von einem jüngeren kann eine positive Fusionsbreite von 45° und eine negative von 5° erwartet werden. Stereopsis sollte akkurat und im Detail angegeben werden können. Allein mangelhaftes stereoskopisches Sehen kann zu Beschwerden führen, besonders bei denen, die auf gute Tiefenwahrnehmung angewiesen sind. **Konvergenz** sollte von einem jüngeren Erwachsenen im Abstand von 6 cm beibehalten werden können. Konvergenzschwäche kann die Begleiterscheinung einer Exophorie sein, tritt sie aber isoliert auf, darf sie nicht mit einer dekompensierten Heterophorie verwechselt werden. Sie stellt vielmehr ein besonderes klinisches Bild dar, das in Kapitel V zusammen mit den Akkomodationsanomalien abgehandelt wird.

Motilität. Wenn eine Einschränkung im Aktionsbereich irgendeines Muskels oder eine nystagmiforme Bewegung in den Endstellungen beobachtet wird, sollte diese besonders beachtet werden; denn bei Heterophorien ist eine freie Motilität zu erwarten. Läßt sich bei wiederholter Prüfung eine Verschlechterung der Parese erkennen, darf die Möglichkeit eines Neoplasmas oder einer anderen progredienten Erkrankung nicht von der Hand gewiesen werden, deren erstes Anzeichen eine Dekompensation der Heterophorie sein kann. Aus diesem Grunde sollte jede Inkomitanz, sei sie bei der Motilitätsprüfung oder beim Messen der Abweichung aufgefallen, mit größter Sorgfalt betrachtet werden. Weitere eingehende Untersuchungen sind indiziert, um die Ursache der Parese zu klären.

Beschwerden des Patienten. Bestimmte Krankheitsbilder gehen häufig mit dafür charakteristischen Symptomen einher: So verursachen z. B. Esophorien vom Typ des Konvergenzexzesses und Exophorien vom Typ der Konvergenzschwäche eher Beschwerden bei Naharbeit, während Esophorien vom Typ der Divergenzschwäche und Exophorien vom Typ des Divergenzexzesses verständlicherweise mehr das Sehen in der Ferne beeinflussen. Im allgemeinen treten Beschwerden erst nach längerem Gebrauch der Augen und nicht etwa nach einer Ruhepause auf. Eine allgemeingültige Regel läßt sich aber auch hier nicht aufstellen, und der Patient sollte nicht einfach deshalb weggeschickt werden, weil seine Symptome in keine bestimmte Schablone passen.

Die Rolle der Orthoptistin

Die Untersuchung eines Falles mit Heterophorie mit allen beschriebenen Tests kann einer guten Orthoptistin übertragen werden.
Sie hat es auch gelernt, die relative Bedeutung der Befunde zu beurteilen, um ersehen zu können, ob eine Heterophorie kompensiert
ist oder nicht.

Kapitel IV

Behandlung der Heterophorie

Korrektur des Brechungsfehlers. Es ist wichtig, vor der Verordnung einer Brillenkorrektur deren Auswirkung auf eine latente Abweichung zu erwägen. Gewöhnlich ist Hyperopie mit Esophorie und Myopie mit Exophorie verbunden. In diesen Fällen wird die Korrektur des Refraktionsfehlers die Heterophorie verringern. Möglicherweise ist der Patient sogar allein durch die Brille beschwerdefrei. Besondere Berücksichtigung verdienen jedoch die Fälle, bei denen Hyperopie mit Exophorie und Myopie mit Esophorie einhergehen, da bei diesen Patienten die Heterophorie durch eine Brille zunehmen kann. Die Sehschärfe bessert sich zwar, die Beschwerden können jedoch verstärkt auftreten. Deshalb sollte bei der Korrektur des Refraktionsfehlers der schwächste Wert, der sich mit gutem binokularem Visus verträgt, bei exophorischen Hyperopen und esophorischen Myopen verschrieben werden. Bei Hyperopien ist es selbstverständlich möglich, auch stärkere Angleichungen vorzunehmen. Umgekehrt würde bei Exophorie mit Myopie und Esophorie mit Hyperopie eine Vollkorrektur verordnet werden.

Bei allen Formen der Heterophorie wird ein Astigmatismus voll auskorrigiert. Jedoch sollte der Typ der latenten Abweichung bei der Verordnung einer Korrektur für presbyopische Patienten berücksichtigt werden. Da das Auftreten der Presbyopie häufig mit einer dekompensierten Exophorie vom Typ der Konvergenzschwäche verbunden ist, sollte in diesem Fall die schwächstmögliche Korrektur gegeben werden.

Es ist unter Umständen ratsam, vor der Brillenverordnung eine gründliche orthoptische Untersuchung vorzunehmen, da sie Hinweise darüber geben kann, ob eine Voll- oder Unterkorrektur angezeigt ist. Diese Untersuchung wird gleichzeitig auch Aufschluß darüber geben, ob eine zusätzliche prismatische Korrektur nötig ist und erspart somit evtl. eine Neuverordnung nach kurzer Zeit. Die Indikationen für Prismen werden auf S. 42 besprochen.

Bei Heterophorien ist es manchmal möglich, daß die Symptome der Dekompensation allein durch eine geeignete Brille beseitigt werden, so daß sich eine Weiterbehandlung erübrigt. In jedem Fall sollte der Patient ca. einen Monat lang probeweise die Brille tragen, bevor die Behandlung fortgesetzt wird.

Auswahl der Fälle, die für eine Behandlung geeignet sind. Bevor man sich für eine Weiterbehandlung entschließt, sollte berücksichtigt werden, daß eine latente Abweichung allein nicht unbedingt ein Beweis dafür ist, daß sie auch zu Beschwerden Anlaß gibt. Heterophorie ist ein normaler Zustand, es sei denn, sie dekompensiert. Reine Orthophorie ist sogar sehr selten. Wenn daher nach der ersten Untersuchung Zweifel darüber bestehen, ob die Beschwerden des Patienten okulär bedingt sind, stehen weitere einfache Maßnahmen zur Verfügung, die darüber Klarheit verschaffen können.

Der Okklusionstest ist die einfachste und wahrscheinlich sicherste differentialdiagnostische Möglichkeit. Der Patient wird gebeten, eine Totalokklusion auf einem Auge ca. eine Woche lang probeweise zu tragen. (Am besten sollte sie ständig getragen werden. Wenn dies aber aus irgendeinem Grunde nicht möglich ist, sollte sie so oft wie möglich, ganz besonders aber zu den Zeiten angebracht werden, in denen die Beschwerden erfahrungsgemäß auftreten). Sollten die Beschwerden, über die der Patient klagt, durch die Anstrengung verursacht sein, das binokulare Einfachsehen aufrechtzuerhalten, dann befreit ihn diese vollkommene Aufhebung der binokularen Tätigkeit davon. Eventuelle Schwierigkeiten beim Einschätzen von Entfernungen während des Tragens der Okklusion sind ganz normal, da u. a. die Funktion des stereoskopischen Sehens unterbunden worden ist.

Sollten trotz der Okklusion die Symptome weiter bestehen bleiben, muß ihre Ursache woanders gesucht werden und eine Behandlung der Heterophorie ist nicht indiziert.

Beim Prismentest werden vorübergehend Prismen verschrieben, die die latente Abweichung völlig auskorrigieren, so daß die Anstrengung, die mit deren Kontrolle verbunden ist, ausfällt. Wie beim Okklusionstest ist das Weiterbestehen der Symptome ein Zeichen dafür, daß sie nicht auf die Heterophorie zurückzuführen waren.

Beide Tests können eine scheinbare Zunahme der Abweichung zur Folge haben, die auf die prolongierte Entspannung des Kontrollapparates zurückzuführen ist, wodurch die eigentliche Stärke der Heterophorie erkennbar wird. Diese weitere Information über das wirkliche Ausmaß der latenten Abweichung kann die Entscheidung über die Durchführung einer Behandlung beeinflussen.

Ausnahmen. Unter zwei Umständen ist eine Behandlung, auch wenn keine Beschwerden vorliegen, indiziert. Wenn im Verlauf einer anderen Untersuchung eine latente Abweichung bei einem Kind bemerkt wird, kann eine orthoptische Behandlung das Dekompensieren in späteren Jahren verhindern.

Die Behandlung in Fällen, bei denen die Heterophorie nicht mit den Erfordernissen eines bestimmten Berufes vereinbar ist, z. B. beim Militär, wird im Abschnitt „Indikationen zur Operation" (S. 40) abgehandelt.

Orthoptische Behandlung. In Fällen einer dekompensierten Heterophorie ist die Behandlung nicht auf die Abweichung selbst gerichtet, sondern auf die mühelose Kontrolle dieser Abweichung durch wirksame Binokularfunktionen. Erfahrungsgemäß sprechen Patienten, deren latente Abweichung in der Nähe zunimmt, gut auf eine orthoptische Behandlung an. Die mühelose Kontrolle von starken Abweichungen in der Nähe wird verhältnismäßig leicht erlernt, wohingegen oft geringgradige Abweichungen in der Ferne Schwierigkeiten bereiten. Selbstverständlich hat auch das Ausmaß der latenten Abweichung Einfluß auf die Art der Behandlung, so daß bei größeren Abweichungen mit guter Fusionsbreite eine operative Therapie unumgänglich sein wird. Es ist jedoch nicht möglich, sich auf eine bestimmte Gradzahl der Abweichung festzulegen, die noch auf eine orthoptische Behandlung anspricht, so daß der Patient ggf. vor Beginn der Behandlung darüber aufgeklärt werden sollte, daß eine Operation evtl. erforderlich werden könnte. Diese Vorsorge ist deshalb wichtig, weil bei einigen Fällen die Beschwerden durch die orthoptische Behandlung sogar verschlimmert werden, wenn diese Therapie nicht ausreicht, um ein beschwerdefreies binokulares Einfachsehen wiederherzustellen.

Der Erfolg der orthoptischen Behandlung ist nur gewährleistet, wenn sie von gewissenhaft durchgeführten Hausübungen ergänzt wird. Deshalb ist es erforderlich, daß der Patient genügend Intelligenz und Verständnis mitbringt, um den jeweiligen Anordnungen nachkommen zu können. Die Behandlung sollte einmal wöchentlich stattfinden; durchschnittlich sind sechs Sitzungen nötig, um müheloses binokulares Einfachsehen zu erlangen. Die Übungen werden 3 Phasen zugeordnet.

Antisuppressionsbehandlung ist als Basis für einen Dauererfolg besonders wichtig. Die foveale Suppression, die sich häufig mit der Dekompensation entwickelt, stellt ein erhebliches Hindernis für ein wirksames binokulares Einfachsehen dar. Übungen am Synoptophor mit fovealen Bildern machen einen großen Teil der ersten Behandlungsphasen aus.

Fusionsübungen sind selbstverständlich unentbehrlich; sie werden am Synoptophor, mit Stereoskopen oder mit Prismen durchgeführt, wobei man sich je nach Bedarf auf die positive, negative oder vertikale Ebene konzentriert.

Elastizität zwischen Akkommodation und Konvergenz ist wesentlich für ein bequemes binokulares Einfachsehen. Hierfür stehen verschiedenartige Übungen zur Verfügung. Sie basieren meistens auf der Wahrnehmung der physiologischen Diplopie, so daß der Patient ein Objekt in einer bestimmten Stellung fixieren kann, während er die Akkommodation auf eine andere Distanz einstellt. Die Übungen können mit Stereogrammkarten ohne Stereoskop oder auch mit Linsen oder Prismen vorgenommen werden, während der Patient eine Nahprobentafel liest und die Relation zwischen der Akkommodation und der Konvergenz fortwährend variiert wird. Für diese Zwecke eignet sich auch das Diploskop.

Eine eingehende Schilderung der Auswahl der Übungen oder der Geräte und deren technische Handhabung liegt nicht mehr im Aufgabenbereich dieses Buches, da die Orthoptistin für den Behandlungsplan der ihr zugewiesenen Patienten verantwortlich ist. Sie wird regelmäßige Besuche in der orthoptischen Abteilung mit dem Patienten vereinbaren, wo Übungen zwischen 20–30 Minuten Dauer vorgenommen werden, und mit dem Patienten die Hausübungen bis zur nächsten Behandlung besprechen.

Nach Abschluß der Behandlung wird gewöhnlich eine Pause von 3–6 Monaten eingelegt; dann stellt die Orthoptistin den Patienten dem Augenarzt wieder vor. Erst diese Zeitspanne gibt eine Gewähr dafür, daß die Beschwerden durch die Behandlung nicht nur vorübergehend beseitigt worden sind.

Indikationen für eine Operation sind starke Deviationen in Fällen, bei denen der Grad der Abweichung als Hauptgrund für die Dekompensation angesehen wird. Sogar eine gute Fusionsreserve reicht unter Umständen nicht aus, um die beschwerdefreie Kontrolle einer großen Abweichung zu gewährleisten. Die Beschwerden können in derartigen Fällen durch eine Operation beseitigt werden, weil dieselbe Fusionsreserve bei der Kontrolle einer kleineren Abweichung wirksamer ist. Prä- und postoperative orthoptische Therapie kann in bestimmten Fällen mit der operativen Behandlung verbunden werden, um die Binokularfunktionen zu verbessern.

Vertikale Abweichungen sind im allgemeinen nicht für eine prismatische Korrektur geeignet und müssen operativ behandelt werden.

Berufliche Anforderungen. Bestimmte Institutionen, z. B. die Bundeswehr, stellen ganz bestimmte Anforderungen an den Augenbefund ihrer Kandidaten bei deren Eintritt. Wenn bei einem Patienten der Grad der Heterophorie die gesetzte Grenze überschreitet, ist eine Operation die einzig mögliche Maßnahme, um dem Kandidaten den Eintritt in die Institution dennoch zu ermöglichen. Die orthoptische Behandlung dient nur der Verbesserung der dynamischen Kontrolle der statischen Abweichung (und kann so die eigentliche Größe der latenten Abweichung verschleiern), die Behörde interessiert sich aber für die statische Störung, und diese kann nur operativ angegangen werden. Orthoptische Behandlung ist somit in diesen Fällen nicht indiziert.

Operative Behandlung. Eine operative Behandlung der Heterophorie vermindert die Abweichung, wirkt sich jedoch nicht direkt auf die Binokularfunktionen aus. Ziel der Operation ist die Verringerung der latenten Deviation in dem Maße, daß dem Patienten eine mühelose Kontrolle möglich wird. Es kann empfehlenswert sein, die Deviation nicht voll auszukorrigieren, so daß der Patient post operationem denselben Kontrollmechanismus in Tätigkeit setzen kann wie präoperativ. Wenn z. B. bei einem Patienten mit einer Exophorie, der seine latente Deviation immer durch Konvergenz kontrolliert hatte, postoperativ eine Esophorie besteht, wird es ihm sehr schwer fallen, plötzlich seine Heterophorie durch die Entspannung der Konvergenz kontrollieren zu müssen.

Bei Horizontalabweichungen werden bessere Ergebnisse erzielt, wenn die Operation symmetrisch durchgeführt und auf beide Augen ver-

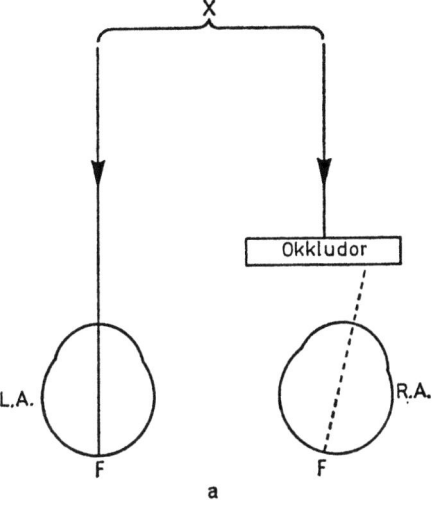

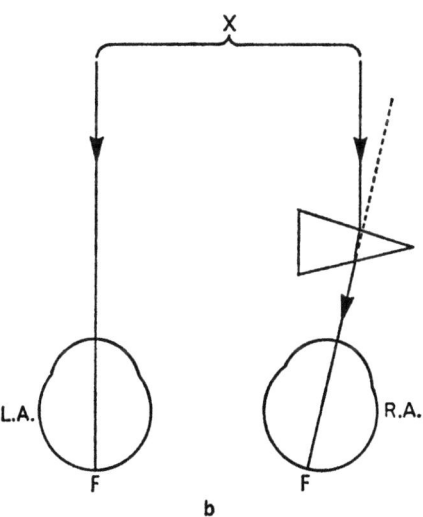

Abb. 14. a) Exophorie, b) Exophorie, korrigiert durch ein Prisma

teil wird. Bei kleinen Abweichungen ist dies vielleicht nicht immer möglich.

Vertikalabweichungen unterliegen denselben chirurgischen Grundsätzen, wie sie beim paretischen Strabismus beschrieben werden (S. 156).

Postoperative Behandlung. Nach jedem Eingriff, der an den Muskeln vorgenommen wurde, ist eine vorsichtige orthoptische Untersuchung nötig. Bezüglich der Fortsetzung der orthoptischen Behandlung, dem Tragen oder Abändern der Brille ist in dieser Zeit eine gute Zusammenarbeit zwischen dem Operateur und der Orthoptistin nötig.

Behandlung mit Prismen. Diese Möglichkeit wird als die am wenigsten erstrebenswerte Methode zur Beseitigung der symptomatischen Heterophorie angesehen. Während die orthoptische Behandlung die Binokularfunktionen stärkt und eine Operation die Deviation verringert, erreichen Prismen nichts anderes, als die Ablenkung des ins Auge fallenden Lichtes, so daß trotz der Abweichung die Foveae vom Fixierobjekt gereizt werden.

Dadurch wird binokulares Einfachsehen durch optische Mittel aufrecht erhalten, während aber die Abweichung und die gestörte Binokularfunktion weiter bestehen bleiben (Abb. 14).

In Abb. 14a wird eine Exophorie gezeigt, bei der das rechte Auge hinter dem Okkludor eine Divergenzstellung eingenommen hat, während das linke Auge ein in der Ferne gelegenes Objekt fixiert.

In Abb. 14b wurde die Exophorie durch ein Prisma Basis innen korrigiert, so daß trotz der Divergenz das Fixierobjekt die Makula reizt. Auf diese Weise werden beide Foveae stimuliert und binokulares Einfachsehen ermöglicht.

Indikationen für Prismen

1. Bei geringgradigen Hyperphorien können Prismen sehr empfehlenswert sein, wenn die Größe der Abweichung keinen operativen Eingriff rechtfertigt.

2. Prismen sind die einzige zur Verfügung stehende Behandlungsmethode, wenn eine orthoptische Behandlung oder Operation wegen des Allgemeinzustandes, des Alters oder eines anderen Faktors nicht diskutabel ist.

Die Wahl der Stärke des Prismas muß sorgfältig erwogen werden. Viele Jahre hindurch waren maßgebliche Leute der Ansicht, die

Deviation müsse so weit als möglich unterkorrigiert und dennoch die Symptome eliminiert werden. Die Auffassung hat sich aber jetzt dahingehend geändert, daß eine höhere prismatische Korrektur, besonders bei vertikalen Abweichungen, nicht unbedingt eine nachteilige Auswirkung zeigen muß.

Welcher Möglichkeit auch immer der Vorzug gegeben wird, keine von beiden stellt eine wirklich zufriedenstellende Behandlungsmethode dar, es sei denn für die Fälle mit einer geringen Hyperphorie, wie oben erwähnt.

Vor einer endgültigen Korrektur ist es ratsam, eine Probezeit mit Prismenvorhängern abzuwarten. Die Prismen können so lange umgestellt werden, bis genau die Stellung gefunden wird, in der der Patient beschwerdefrei ist. Die Gesamtstärke der Prismen wird gleichmäßig auf beide Augen verteilt.

Kapitel V

Störungen der Akkommodation und Konvergenz

Die okulär bedingten Schwierigkeiten, die durch eine dekompensierte Heterophorie verursacht werden können, wurden schon beschrieben. Es gibt aber noch andere Gründe für Beschwerden bei der binokularen Zusammenarbeit. Auch der Akkommodations-Konvergenzapparat spielt hierbei eine große Rolle, und Störungen im Bereich ihrer Funktionen können zu Beschwerden Anlaß geben.

Beim Akkommodationsspasmus befindet sich der Ziliarmuskel in einem Krampfzustand, wodurch es zur Pseudomyopie kommt. Neben dem herabgesetzten Fernvisus klagt der Patient über starke Kopfschmerzen und Augenschmerzen. In einigen Fällen kommt es wegen der übermäßigen Konvergenz zur Diplopie. Akkommodationsspasmus ist ein seltenes Krankheitsbild. Man begegnet ihm besonders bei Jugendlichen mit geringer Hyperopie (oder manchmal bei Früh-Presbyopen), die ihre Augen lange und anhaltend auf die Nähe einstellen müssen. Man trifft ihn auch nicht selten bei Patienten mit neurotischen Tendenzen an.

Bei der klinischen Untersuchung ist der Fernvisus herabgesetzt, und der Nahpunkt der Akkommodation kann ebenfalls näher als erwartet liegen. Bei der routinemäßigen Refraktionsbestimmung fällt auf, daß schon ein erstaunlich geringes Minusglas (im Verhältnis zur herabgesetzten Sehschärfe) die Pseudomyopie korrigiert und scheinbare Emmetropie wiederherstellt. Wenn dieser Wert versehentlich verschrieben wird, verschlimmert sich der Zustand noch, da er unvermeidlich noch mehr Akkommodation erfordert. Es ist deshalb äußerst wichtig, daß die Refraktion in Zykloplegie bestimmt wird. Der sich ergebende Brechungsfehler ist in den meisten Fällen keine Myopie sondern eine leichte Hyperopie.

Die Behandlung ist nicht einfach, und wenn möglich, sollte der ursächliche Faktor berücksichtigt werden. Nach der Refraktionsbestimmung in Zykloplegie sollte gegebenenfalls eine hyperopische Korrektur verschrieben werden. Um den Krampf zu lösen und die Akkommodation zu entlasten, wird 1 %iges Atropin für 2–4 Wochen verordnet. In wenigen besonders gelagerten Fällen kann eine orthoptische Behandlung helfen, um das Akkommodations-Konvergenzverhältnis zu stabilisieren, nachdem der Spasmus eliminiert worden ist.

Akkommodationsschwäche ist ein Zustand, bei dem die Akkommodation beim Blick in die Nähe nicht beibehalten werden kann. Der Patient klagt über Kopfschmerzen und allgemeine Ermüdungserscheinungen der Augen als auch über das Unvermögen, die Augen auf ein nahegelegenes Fixierobjekt einzustellen. Mit Akkommodationsschwäche verbunden sind häufig ein allgemeiner Schwächezustand oder schlechte Arbeitsbedingungen, z. B. unzureichende Beleuchtung.

Bei der klinischen Untersuchung erscheint der Nahpunkt zuerst normal, entfernt sich aber bei wiederholten Messungen immer weiter. Aus diesem Grunde ist es wichtig, daß bei allen Asthenopien die Akkommodation immer dreimal hintereinander getestet wird. Der Nahvisus bessert sich mit Konvexlinsen, nimmt aber nach kurzer Zeit wieder ab. Akkommodationsschwäche geht häufig mit Konvergenzschwäche einher, wenn auch gelegentlich die umgekehrte Auswirkung beobachtet werden kann, daß sich nämlich eine Tendenz zum Konvergenzüberschuß als Ergebnis des starken Akkommodationsimpulses zeigt. In diesen Fällen kann die Akkommodationsschwäche gelegentlich in einen Spasmus übergehen, der durch die übermäßige Anstrengung, ein klares Netzhautbild zu erhalten, verursacht wird.

Behandlung. Hier ist wieder in erster Linie eine sorgfältige Refraktionsbestimmung und die Korrektur des Brechungsfehlers nötig. Der allgemeine Gesundheitszustand spielt oft eine Rolle und sollte daher – ebenso wie andere evtl. noch vorhandene Begleitfaktoren – beachtet werden. Es ist möglich, daß durch Beheben solcher negativer Erscheinungen allein schon die Symptome beseitigt werden. Diese Besserung wird jedoch nicht von Dauer sein, wenn nicht auch die Akkommodation normalisiert wird. Deshalb sollte die Orthoptistin eine Übungsbehandlung vornehmen, wobei sie ganz allmählich die Akkommodation wieder einführt, um die Beziehung zwischen der Akkommodation und der Konvergenz zu normalisieren.

Konvergenzinsuffizienz. Sie ist dadurch gekennzeichnet, daß die Konvergenz den täglichen Anforderungen des Menschen nicht gerecht wird. Der Patient klagt über Kopfschmerzen und verschwommenes Sehen bei der Naheinstellung oder mehr noch, nachdem sich der Patient eine bestimmte Zeit mit Lesen oder Nähen beschäftigt hat. Manchmal tritt beim Aussetzen der Konvergenz pathologische Diplopie auf, aber meistens gelingt es dem Patienten, ein Bild zu unterdrücken. Konvergenzinsuffizienz stellt eine verhältnismäßig häufige Störung dar, der man besonders bei Studenten oder solchen Personen begegnet, deren tägliche Arbeit sich hauptsächlich im Nahbereich abspielt. Auch Patienten mit beginnender Presbyopie leiden darunter. Sie kann durch eine Allgemeinerkrankung beschleunigt werden, ist aber meistens mehr auf die ungewöhnlich starke Beanspruchung der Konvergenz zurückzuführen.

Bei der klinischen Untersuchung findet sich in der Regel eine latente Divergenz in der Nähe, für die Ferne wird jedoch beim Abdecktest häufig gar keine Heterophorie bemerkt. Dies wird verständlich, wenn man sich daran erinnert, daß Konvergenzinsuffizienz nicht eine Abart der Exophorie darstellt, sondern nur ein dynamisches Versagen der Konvergenzkraft. Sie kann deshalb mit Exo-, Ortho -oder sogar Esophorie als statische Ruhelage vergesellschaftet sein. Erwähnenswert ist ferner, daß sich bei der Prüfung der konjugierten Seitenbewegungen keine Einschränkung der Mm. recti interni feststellen läßt, wohingegen bei der disjunktiven Konvergenzbewegung das Ergebnis nicht den Erwartungen entspricht. Sehr häufig ist auch die Akkommodation gering mitbetroffen, da sie sich wahrscheinlich beim Aussetzen der Konvergenz entspannt, womit das verschwommene Sehen in der Nähe erklärt wird.

Behandlung. Jeder Brechungsfehler muß erst korrigiert werden, und danach ist eine orthoptische Behandlung äußerst empfehlenswert. Die Übungen dienen zuerst der Überwindung der Suppression – so daß der Patient pathologische Diplopie und somit auch das zeitweise Aussetzen der binokularen Fixation wahrnimmt – und danach der Verbesserung der Konvergenz. Die Akkommodationsfähigkeit stellt sich normalerweise von selbst wieder ein, wenn die Konvergenz gestärkt ist. Die letzten Behandlungsstadien haben das Ziel, die Elastizität der Beziehung zwischen Akkommodation und Konvergenz zu erreichen, die für ein bequemes binokulares Einfachsehen sehr wesentlich ist. Die Prognose ist gut, aber der Erfolg hängt zum großen

Teil von gewissenhaft durchgeführten Hausübungen ab. Oft sind nur 4–6 Besuche in der orthoptischen Abteilung nötig. Erst nach einer gewissen Probezeit ohne Behandlung wird der Patient dem Arzt mit der Frage wieder vorgestellt, ob man ihn in Zukunft ohne ärztliche Behandlung bzw. Aufsicht entlassen kann.

Konvergenzparese. Sie zeigt ähnliche klinische Merkmale wie die Konvergenzinsuffizienz und wird oft so lange nicht diagnostiziert, bis sich die Behandlung einer Konvergenzinsuffizienz als ergebnislos erweist. Weitere orthoptische Behandlung ist dann nicht indiziert sondern eine prismatische Korrektur für die Nähe, um die bifoveale Stimulation zu ermöglichen. Von einer operativen Therapie ist abzuraten, da hier wie auch bei einer Konvergenzinsuffizienz nur eine Störung der disjunktiven Bewegung und nicht der Mm. recti interni vorliegt.

Mangelnde Dissoziation der Akkommodation und Konvergenz. Die Fähigkeit, Akkommodation und Konvergenz voneinander zu trennen, so daß sie ungleich betätigt werden können, ist ein weiteres wichtiges Attribut der binokularen Funktionen. Ist sie unzureichend, sind Ermüdungserscheinungen und verschwommenes Sehen die möglichen Folgeerscheinungen. Eine orthoptische Behandlung mit dem Ziel, die relative positive und negative Konvergenz zu stärken (d. h. mehr Konvergenz als Akkommodation oder mehr Akkommodation als Konvergenz) wird derartige Beschwerden beseitigen.

Kapitel VI

Ursache und Auswirkung des Schielens

Ätiologie

Beim Schielen ist nur eine der beiden Sehachsen auf das Fixierobjekt gerichtet, die andere weicht von diesem Punkt ab. Ob angeboren oder erworben, muß es durch einen Faktor verursacht worden sein, der die normale Entwicklung oder den fortwährenden Gebrauch des binokularen Einfachsehens verhindert hat. Diese Faktoren wurden erstmals von CHAVASSE in der ersten Ausgabe von Worth's „Squint" 1939 zusammengefaßt. Darin behandelte er die Ursachen des Schielens unter der Überschrift „Hindernisse in den Reflexbahnen". Seine Ansichten über dieses Thema sind noch heute gültig, und es findet sich keine bessere Einteilung dieser Faktoren als die von ihm vorgeschlagene in „sensorische, motorische und zentrale".

Sensorische Faktoren

Dioptrische Faktoren. Sie beeinflussen die Entstehung eines Netzhautbildes.

1. Trübungen der Medien verhindern die visuelle Empfindung, die für das binokulare Einfachsehen erforderlich ist.

2. Nicht korrigierte Refraktionsfehler können

a) unüberwindbar sein, so daß die Fusion durch das unscharfe Bild erschwert wird. Dies ist besonders bei Anisometropie lästig, wo das Verschwimmen der beiden Bilder ungleich stark ist.

b) überwindbar sein, wobei der Patient seine Akkommodation anspannt, um die Hyperopie zu überwinden. Dadurch wird möglicherweise die Beziehung zwischen Akkommodation und Konvergenz einer erheblichen Belastung ausgesetzt (S. 31).

Neuro-retinale Störungen. Faktoren wie Gehirnblutungen bei der Geburt oder Schädigungen der Retina beeinflussen die Wirksamkeit der visuellen Empfindung und beeinträchtigen dadurch die binokulare Kontrolle.

Monokulus. Im Kindesalter kann sich eine Entzündung oder Verband auf einem Auge besonders nachteilig auswirken, da die Reflexentwicklung noch nicht fixiert ist, während beim Erwachsenen dieselben Umstände oder der längere Gebrauch von monokularen Geräten wahrscheinlich nur ein Dekompensieren der Heterophorie bewirken.

Motorische Faktoren

Sie betreffen die Orbitae, die äußeren Augenmuskeln, den Verlauf der Nerven oder deren Nuclei.

Entwicklungsbedingte Anomalien sind durch einen angeborenen Strabismus charakterisiert, wenn auch manchmal die Mutter eine derartige Störung nicht bemerkt, bevor das Kind ca. ein halbes Jahr alt ist. Ein Schielen in den ersten Lebensmonaten wird als „normal" angesehen. Solche entwicklungsbedingten Anomalien betreffen:

die Orbitae, z. B. bei

a) weiter oder enger Pupillardistanz,
b) Gesichtsasymmetrie,
c) Oxycephalus oder Telencephalus;

die Muskeln durch

a) inkomplette Differenzierung,
b) anomale Insertion, wodurch die Funktion verändert wird,
c) anomale Sehnenverbindungen (check-ligaments), wodurch die Entspannung behindert wird,
d) verkürzte Sehnenscheide,
e) Fibrose des Muskelgewebes, wodurch die Kontraktion und die Entspannung gehemmt wird,
f) Muskelaplasie;

den Nervenverlauf durch

a) anomale Verbindungen,
b) Aplasie eines Nerven;

den Nucleus des Nerven, meistens mit anderen Anomalien gekoppelt und durch zerebrale Schädigung verursacht.

4 Cashell u. Durran, Orthoptik

Geburtstraumen. Sie stehen in enger Beziehung zu den entwicklungsbedingten Anomalien insofern, als das dadurch resultierende Schielen kongenitaler Art sein kann. Ein Trauma kann:

die Muskeln schädigen.

a) Die Mm. recti externi können z. B. durch Zangengeburt geschädigt werden,

b) Haemorrhagien innerhalb der Orbita haben oft eine Fibrose zur Folge.

den Nervenverlauf oder

den Nucleus durch Haemorrhagien betreffen.

Erkrankung oder Infektion. Motilitätsschäden dieses Ursprungs ergeben häufig ein Schielen mit wechselhaftem und fluktuierendem Auftritt, möglicherweise von lokalisiertem Schmerz begleitet. Solche Krankheiten oder Infektionen betreffen:

die Muskeln an der myo-neurogenen Verbindung oder den Muskel selbst wie

a) Myasthenia gravis,

b) Ophthalmoplegia exophthalmica,

c) Thyreotoxikose.

den Nerven, z. B. in Fällen von

a) Mastoiditis,

b) Meningitis,

c) Encephalitis,

d) Multipler Sklerose.

den Nucleus, z. B. bei

Encephalitis.

Vaskuläre Störungen. Sie sind wieder durch Deviationen mit fluktuierendem Auftreten gekennzeichnet, wenn die Haemorrhagie oder Embolie die ätiologischen Faktoren darstellen. Ein Aneurysma oder eine Thrombose verursachen jedoch eher Abweichungen progressiver Natur. Affektionen

des Muskels, die nicht durch Verletzungen bedingt sind, treten isoliert nur selten auf,

des Nerven sind sehr häufig,

des Nucleus sind meistens mit allgemeinen Schädigungen verbunden.

Neoplasmen. Der Auftritt von Deviationen neoplasmatischen Ursprungs zeigt graduellen, aber progressiven Charakter.

Innerhalb der Orbitae entsteht meistens eine mechanische Motilitätseinschränkung, da der Bulbus in seiner Beweglichkeit gehemmt ist.

Die Muskeln können durch direkten Kontakt betroffen werden.
Der Nerv oder
der Nucleus werden durch Druck oder direkt beteiligt.

Traumen stellen eine häufige Ursache des Strabismus dar und zeigen das charakteristische plötzliche Auftreten der Deviation, die sich meist partiell wieder zurückbildet, sobald sich eine Besserung der direkten Folgen der Verletzung zeigt. Betrifft das Trauma:
die Orbitae, so entsteht häufig eine Dislocatio bulbi, die aber nicht unbedingt eine Abweichung von der binokularen Fixation mit sich bringt,
die Muskeln, so ist oft auch die Orbita mit betroffen. Eine Verletzung der Muskeln allein kommt selten vor. Ohne Beteiligung der Orbita wird am leichtesten der M. rectus externus betroffen, da er relativ ungeschützt liegt, oder der M. obliquus superior im Bereich der Trochlea.
den Nerven, so bewirkt es eine direkte Verletzung, z. B. bei Schädelbasisfraktur, oder eine indirekte durch eine Haemorrhagie oder septische Infektion. Im letztgenannten Fall ist die Abweichung erst später zu erwarten.
den Nucleus, dann ist die okuläre Deviation sehr wahrscheinlich mit anderen Begleiterscheinungen verbunden.

Zentrale Faktoren

Organische oder psychische Erkrankungen können das Auftreten eines Schielens beschleunigen. Der schlechte Zustand des allgemeinen körperlichen Befindens wirkt sich besonders nachteilig auf den Kontrollmechanismus aus, der vorher die Abweichung latent gehalten hat. Der Verlust dieser Kontrolle hat meistens zuerst das Dekompensieren der Heterophorie oder des intermittierenden Strabismus zur Folge, und zwar besonders bei Müdigkeit. Bei Erwachsenen wird sich der Zustand nur dann noch verschlechtern, wenn die vorher vorhandene Heterophorie besonders stark war oder nicht immer ohne weiteres kontrolliert werden konnte (wenn z. B. eine vertikale Komponente mit vertreten war). Im Kindesalter jedoch wird eine intermittierende Abweichung immer häufiger und länger manifest, bis sie schließlich konstant wird. Bei vielen Fällen, in denen das Schielen im Kindesalter aufgetreten ist, muß auch nach einem zentralen Faktor neben dem dioptrischen als Ursache gesucht werden. **Übererregbarkeit.** Sie kann mit einer Tendenz zum Konvergenzüberschuß verbunden sein, und zwar wieder zuerst intermittierend zum Zeitpunkt der Erregung. **Herabgesetzte Erregbarkeit** geht meistens mit einer Tendenz zur Divergenz einher. Ein gewisser Anteil der Kinder mit einer periodischen Divergenz vom Typ des Divergenzexzesses sind lethargischer Natur. **Lernunfähigkeit.** Die genaue, exakte Koordination beider Augen, die für die Entwicklung und Erhaltung des binokularen Einfachsehens wesentlich ist, kann nie von Personen erreicht werden, die lernunfähig sind. Unter den Kindern mit niedrigem I.Q. trifft man einen größeren Prozentsatz an Schielern an.

Auswirkung des Schielens

Eine manifeste Abweichung kann weitreichende Folgen haben, nicht nur im Hinblick auf das binokulare Gleichgewicht, sondern auch auf den Visus des schielenden Auges, die Funktionen der äußeren Augenmuskeln und sogar auf die Körperhaltung. Das Ausmaß der Folgeerscheinungen hängt hauptsächlich vom Alter ab, in dem die Abweichung in Erscheinung tritt, und von der Zeitspanne zwischen dem Auftreten und der Behandlung.

Visuelle Störungen

Pathologische Diplopie. Das direkte Ergebnis aller Abweichungen vom binokularen Einfachsehen ist pathologische Diplopie. Um dieses Phänomen zu verstehen, sollen die Grundsätze der normalen Projektion noch einmal verdeutlicht werden (S. 5).

In Abb. 15a) wird das Objekt X bifoveal fixiert, und Z stimuliert Q, ein nasales Element der rechten Retina. Q wird wird ins temporale Gesichtsfeld projiziert, so daß Z korrekt lokalisiert wird.

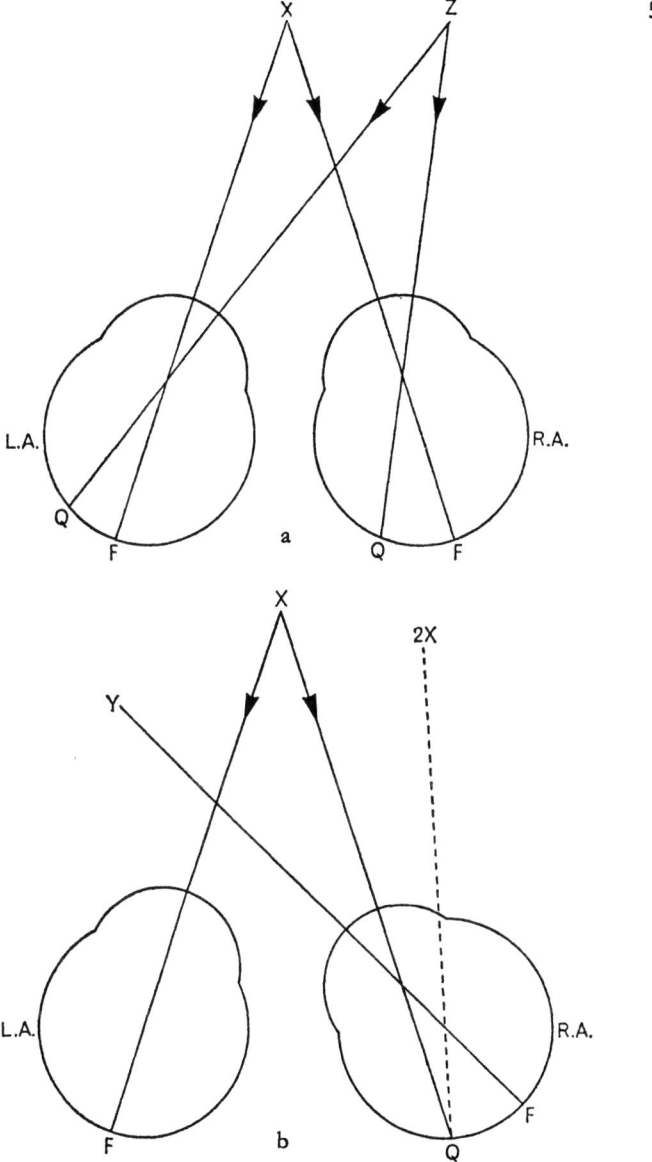

Abb. 15. a) Normale Projektion mit dem Ergebnis des binokularen
Einfachsehens
b) Normale Projektion mit dem Ergebnis der homonymen pathologischen
Diplopie

In der Abb. 15b) wird X von der Fovea des linken Auges fixiert und geradeaus projiziert, während das rechte Auge konvergent steht, mit der Fovea auf Y gerichtet. Daraus ergibt sich, daß X ein nasales Element, nämlich Q der rechten Retina reizt. Da Q einen normalen Raumwert besitzt, wird das Objekt im temporalen Gesichtsfeld lokalisiert. Auf diese Weise entsteht ein zweites Bild X auf der rechten Seite des wirklichen Objektes.

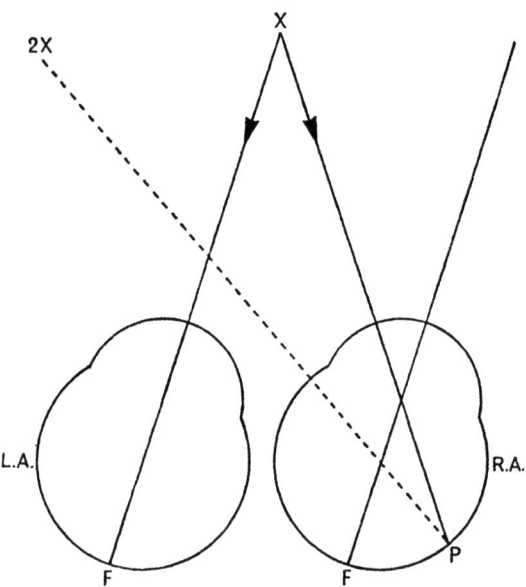

Abb. 16. Normale Projektion mit dem Ergebnis der heteronymen pathologischen Diplopie

Somit entsteht homonyme oder ungekreuzte pathologische Diplopie, da das Bild des rechten Auges auf der rechten und das des linken Auges auf der linken Seite liegt. Diese Form der Diplopie ist charakteristisch für einen Strabismus convergens.

Besteht ein manifester Strabismus divergens, so ist die pathologische Diplopie gekreuzt oder heteronym, d. h. das Bild des rechten Auges wird auf der linken und das des linken Auges auf der rechten Seite gesehen. Heteronyme pathologische Diplopie wird in Abb. 16 illustriert. Das Fixierobjekt X reizt im linken Auge die Fovea und wird geradeaus projiziert, im divergenten rechten Auge das temporal gelegene Netzhautelement P, das ins nasale Gesichtsfeld projiziert.

Im Falle einer Hypotropie liegt das falsche Bild über dem Fixierobjekt, bei Hypertropie unterhalb.

Konfusion. Dieses Phänomen wird wegen der Suppression nicht häufig bemerkt (siehe unten), es kommt aber unvermeidlich bei einer manifesten Abweichung zustande, und zwar dadurch, daß das Objekt, auf das die Sehachse des schielenden Auges gerichtet ist, scheinbar auf das Fixierobjekt überlagert wird. In Abb. 15b) wird gezeigt, daß die rechte Fovea vom Objekt Y gereizt wird und bei normaler Projektion an derselben Stelle wie das Fixierobjekt X (das die linke Fovea reizt), nämlich geradeaus, wahrgenommen wird.

Suppression. Die zentrale Hemmung eines visuellen Reizes – Suppression – kann durch physiologische oder pathologische Faktoren verursacht werden.

Pathologische Suppression stellt sich bei kleinen Kindern sehr rasch ein, etwas langsamer bei Kindern über dem 6. Lebensjahr und möglicherweise gar nicht, wenn das Schielen erst nach dem 8. bis 9. Lebensjahr auftritt. Zwei Netzhautanteile sind besonders anfällig für Suppression: die Fovea, um Konfusion zu verhindern (wo die potentiell gute Sehschärfe sehr intensive Suppression erfordert), und das periphere Netzhautareal, das vom Fixierobjekt gereizt wird. Letzteres wird supprimiert, um pathologische Diplopie auszuschalten.

Pathologische Suppression tritt bei intermittierendem Strabismus nur dann auf, wenn das Auge abweicht. Sobald sich wieder binokulares Einfachsehen einstellt, ist Suppression nicht länger erforderlich, und die normalen Funktionen können wieder wirksam werden. Diese intermittierende oder fakultative Suppression findet sich in einer anderen Form auch beim alternierenden Schielen, wobei die Suppression im jeweils nicht führenden Auge auftritt, während das andere die Fixation übernimmt.

Pathologische Suppression beim konstant unilateralen Strabismus ist jedoch ein kontinuierlicher Vorgang, da die Abweichung ständig ein und dasselbe Auge betrifft. Diese Art der Suppression ist als obligatorische Suppression bekannt und führt unweigerlich zur Amblyopie.

Amblyopie. Darunter versteht man den Zustand des herabgesetzten Formsehens ohne pathologische Veränderungen im Bereich der afferenten Sehbahn (einschließlich Fovea und Rindenzentrum).

Der Visus entwickelt sich wie ein bedingter Reflex, und jede Unterbrechung dieses Vorgangs bringt diese Entwicklung zuerst zum Stillstand und führt im weiteren zur allmählichen Degeneration. Daher hat das Auftreten einer manifesten Abweichung durch die induzierte obligatorische Suppression unvermeidlich die Entwicklung einer Amblyopie zur Folge. Dies geschieht um so rascher, je früher das Schielen einsetzt. Amblyopie kann sich auch aufgrund eines nicht korrigierten Refraktionsfehlers ausbilden, wenn das Netzhautbild nicht differenziert genug ist, um die Entwicklung einer vollen Sehschärfe zu gewährleisten. Dies ist bilateral oder unilateral im Fall einer Anisometropie möglich.

Man nimmt an, daß der Visus ungefähr 6/60 gegen Ende des ersten Lebensjahres erreicht hat; nach dem zweiten Lebensjahr beträgt er ca. 6/12, im dritten Jahr 6/9 und erst mit ca. fünf Jahren ist die 6/6-Grenze erreicht. Der Visus ist aber erst mit ca. sieben Jahren endgültig fixiert, so daß bis dahin bei einem schielenden Kind immer die Gefahr der Amblyopie besteht.

Fakultative pathologische Suppression führt meistens nicht zur Amblyopie, weil keine der beiden Foveae einer dauernden Vernachlässigung ausgesetzt ist. Dies trifft beim intermittierenden als auch beim alternierenden Strabismus zu.

Fixationsanomalien. Unter normalen Umständen wird nur die Fovea zur Fixation benutzt, da sie die Stelle des schärfsten Sehens ist. Die Tatsache, daß nur mit diesem Punkt eine optimale Sehschärfe möglich ist, kann bei jedem Abdecktest demonstriert werden, wobei das schielende Auge eine Einstellbewegung ausführt, damit in der nun korrekten Stellung die Fovea vom Fixierobjekt gereizt werden kann. Bei einem bestimmten Prozentsatz der Fälle mit Strabismus wird jedoch die Fixation des schielenden Auges nicht zentral aufgenommen. Gelegentlich kann dieser Umstand als Ursache des Schielens geltend gemacht werden, wenn z. B. die Fovea durch eine Blutung bei der Geburt geschäftigt worden ist; aber meistens ist er eher als Effekt des Schielens zu deuten. Dies sind Fälle mit nicht behandeltem Schielen, bei denen der Prozeß der Suppression und Amblyopie so weit fortgeschritten ist, daß eine exakte foveale Fixation nicht mehr möglich ist. Auf diese Weise ist die funktionelle Überwertigkeit der Fovea gegenüber der Peripherie verloren gegangen und somit die Voraussetzung für die Entwicklung einer exzentrischen Fixation geschaffen.

Exzentrische Fixation ist ein Zustand, bei dem das amblyope Auge mit einer anderen Stelle als der Fovea die Fixation aufnimmt. Zuerst bleibt die normale Projektion dieser exzentrischen Stelle noch erhalten, sie nimmt aber allmählich auch den Raumwert der Fovea an. Die Sehschärfe bei exzentrischer Fixation hängt von der Lage der peripheren Netzhautstelle ab; liegt sie nahe der Fovea, kann physiologisch gesehen ein Visus von 6/12 erreicht werden, aber je peripherer der Fixierpunkt liegt, desto schlechter wird seine Funktion sein.

Binokulare Störungen

Fusion. Diese Funktion bildet sich beim schielenden Kind zurück, da Fusion, wie ein bedingter Reflex, den ständigen Gebrauch für ihre Entwicklung benötigt. Gute Fusion ist bei einem normalen Kind mit ca. acht Jahren stabilisiert. Wenn aber ein Schielen den Anreiz auf die korrespondierenden Netzhautelemente vor diesem Zeitpunkt unterbindet, wird die Entwicklung der Fusion unterbrochen. Zuerst bleibt ihre Kraft trotz der manifesten Abweichung noch potentiell verfügbar. Wenn also beide Foueae wieder durch dasselbe Fixierobjekt gereizt werden (wenn z. B. das Schielen korrigiert wird, oder mittels Prismen oder des Synoptophors), wird die Fusion beider Netzhauteindrücke wieder aufgenommen. Diese potentiell erhalten gebliebene Kraft degeneriert jedoch sehr rasch bei einem kleinen Kind, bis sie schließlich ganz verloren geht.

Tritt das Schielen im jugendlichen Alter oder erst danach auf, ist ein Verlust der Fusion unwahrscheinlich, da sie schon vor dem Beginn der manifesten Abweichung voll entwickelt war. Ausnahmen dieser allgemeinen Richtlinien bilden Strabismen infolge einer traumatischen Katarakt. Derartige Fälle zeigen bereits ein halbes Jahr nach der Kataraktentstehung erheblichen Fusionsverlust. Diejenigen, bei denen das Schielen auf eine Contusio cerebri zurückzuführen ist, verlieren ihre Fusionskraft evtl. sofort.

Netzhautkorrespondenz. Wie schon im Kapitel I beschrieben, basiert die Fusion auf normaler Korrespondenz der Netzhautelemente in beiden Augen. In derselben Weise wie die Fusion kann auch die normale Korrespondenz durch mangelnde äußere Reize degenerieren. In der Interimsphase ist die Korrespondenz zwischen beiden Retinae noch völlig normal, während die Fusion schon verlorengegangen ist. In diesem Stadium werden Bilder, die beiden Foveae gemeinsam

dargeboten werden, zwar überlagert (da der Raumwert der Foveae
erhalten geblieben ist), können aber nicht zu einem fusionierten Bild
verschmolzen werden. Die Fähigkeit der Überlagerung ohne Fusion
ist für den Betreffenden wertlos, wenn sie natürlich auch ein wesent-
liches Fundament zur Entwicklung der Fusion darstellt.

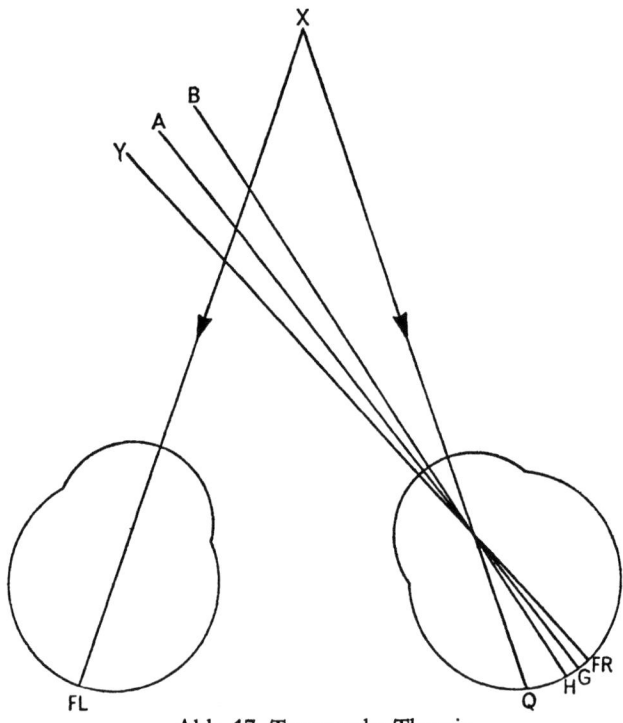

Abb. 17. Traverssche Theorie

Mangelnde Netzhautkorrespondenz. Wenn die Reizung beider Foveae
nicht mehr mit der Projektion zu ein und demselben Punkt im Raum
verbunden ist, sondern die Wahrnehmung eines Bildes bei vollständiger Suppression des anderen geschieht, spricht man von mangelnder Netzhautkorrespondenz. Die rasche Rückbildung der binokularen
Funktionen bis zu dieser Ebene wird leider öfters bei Kindern beobachtet, bei denen das Schielen schon seit früher Kindheit besteht und
bei denen nicht rechtzeitig die entsprechenden Schritte unternommen
wurden. Bei mangelnder Netzhautkorrespondenz ist die rudimentärste

Mindestforderung für das binokulare Einfachsehen verloren gegangen; denn ohne normale Netzhautkorrespondenz ist wirksame
Fusion nicht möglich.

Anomale Netzhautkorrespondenz ist ein binokularer Zustand, bei
dem die Fovea des fixierenden Auges zusammen mit einem anderen
Punkt als der Fovea im abweichenden Auge gebraucht wird. Diese
Situation tritt bei Rechts- und Linksfixation auf und bringt eine Ver-
änderung der Sehrichtung aller Netzhautelemente des abweichenden
Auges mit sich. Verschiedene Theorien versuchen, das Zustande-
kommen der anomalen Netzhautkorrespondenz zu erklären. Die
Traverssche Theorie ist die am meisten zitierte.

Bei einem Strabismus convergens dexter reizt das Objekt X die
linke Fovea (FL) und ein nasales Element Q im rechten Auge. Da
X und Q nicht korrespondierende Netzhautpunkte sind, wird Q
supprimiert, um Diplopie zu verhindern, und die rechte Fovea (FR)
unterdrückt, um Konfusion zu verhindern.

Da der gleichzeitige Gebrauch beider Foveae Konfusion zur
Folge hat, wird der Versuch unternommen, eine Korrespondenz
zwischen FL und Punkt G, gering nasal von FR zu errichten; G wird
jedoch von A gereizt, so daß wieder Konfusion entsteht und G
supprimiert wird. Es wird nun der Versuch unternommen, eine
Korrespondenz zwischen H und FL herzustellen – was wieder Konfusion zwischen B und X zur Folge hat. Allmählich vergrößert sich
das Suppressionsareal von FR, indem nasale Elemente aufeinander-
folgend in einer anomalen Korrespondenz mit FL gebraucht werden,
bis schließlich Punkt Q erreicht ist. Dann entsteht keine Konfusion
(da sowohl Q als auch FL vom selben Objekt X gereizt werden), und
die Korrespondenz zwischen diesen beiden Punkten ist hergestellt,
was eine grobe Form des binokularen Sehens möglich macht. Sie ist
„grob", weil sie auf einer Korrespondenz zwischen einem hochent-
wickelten Netzhautpunkt (der Fovea) des einen Auges und einem
peripherischen Areal im anderen Auge mit relativ geringer Sehschärfe beruht, – grob auch, weil die Fusion, die sich aufgrund
dieser Korrespondenz ausbildet, niemals differenziert sein kann und
Stereopsis nur selten erlangt wird.

Harmonische anomale Netzhautkorrespondenz ist dann vorhanden,
wenn Punkt Q erreicht wurde, und so die Reorientierung der
Korrespondenzverhältnisse vollkommen ist.

Inharmonische (disharmonische) anomale Netzhautkorrespondenz besteht während der Entwicklungsperiode, wenn also Punkte zwischen FR und Q mit FL korrespondieren.

Anomaler Netzhautkorrespondenz begegnet man bei schon lange bestehendem Strabismus convergens unilateralis, bei dem der Beginn um das zweite Lebensjahr liegt; gewöhnlich beträgt der Schielwinkel ca. 15–20°. N. B. Anomale Netzhautkorrespondenz ist ein binokularer Zustand. Wenn also monokulare Fixation vom abweichenden Auge aufgenommen wird (z. B. beim Abdecktest), wird die Fovea zur Fixation benützt, und die monokularen Raumwertigkeiten der Netzhautelemente sind normal, im Gegensatz zur Situation, wie man sie bei der exzentrischen Fixation antrifft.

Fixationsdisparität stellt eine Form des binokularen Einfachsehens dar, bei dem die Fovea des dominierenden Auges in Verbindung mit einem parafovealen Punkt des anderen Auges gebraucht wird, so daß bifoveale Fixation nicht zustande kommt. Der parafoveale Punkt liegt innerhalb eines etwas vergrößerten Panumschen Fusionsareals. Daher kann man sagen, daß die Korrespondenz, die Fusion und die Stereopsis, die sich hieraus ergeben, noch in normalen Grenzen liegen. Dies steht in direktem Gegensatz zu den Gegebenheiten bei der anomalen Netzhautkorrespondenz, wo die Korrespondenz zwischen Netzhautelementen stattfindet, die sonst in keiner Beziehung zueinander stehen. Der Patient genießt aber bei der Fixationsdisparität den Vorteil aller Begleitphänomene des binokularen Einfachsehens, und der kosmetische Eindruck ist sehr gut, da die „Abweichung", die sich aus der Disparität ergibt, nur 1–2° beträgt. Wie auch bei der anomalen Netzhautkorrespondenz, wird für die monokulare Fixation die Fovea gebraucht.

Eine zusätzliche Bemerkung scheint hier angebracht, um die wesentlichen Unterschiede zwischen Fixationsdisparität, anomaler Netzhautkorrespondenz und exzentrischer Fixation zu verdeutlichen, die oft miteinander verwechselt werden.

Fixationsdisparität ist eine irreguläre Form des binokularen Einfachsehens. Bei der binokularen Fixation wird von der physiologischen Korrespondenz, die zwischen den Netzhautelementen innerhalb des Panumschen Areals besteht, Gebrauch gemacht. Bei monokularer Fixation wird die Fovea des disparaten Auges benützt. Der Raumwert der Netzhautelemente ist völlig normal.

Anomale Netzhautkorrespondenz ist ebenfalls ein rein binokularer Zustand, und wieder wird die Fovea des schielenden Auges mit normalem Raumwert zur monokularen Fixation gebraucht. Bei der binokularen Fixation hat sich jedoch eine Korrespondenz ausgebildet, die in keiner Weise als physiologisch angesehen werden kann; das periphere Element, das mit der Fovea des anderen Auges korrespondiert, liegt immer außerhalb des Panumschen Areals.

Exzentrische Fixation ist dagegen eine rein monokulare Erscheinung. Während bei Fixationsdisparität und anomaler Korrespondenz die Fovea bei der monokularen Fixation ihre normale Funktion ausübt, ist dies bei exzentrischer Fixation nicht der Fall. Ein peripheres Netzhautelement nimmt die Funktion der Fovea auf. Zusätzlich verändert sich der Raumwert dieses Elementes derart, daß es die Projektion geradeaus übernimmt, die sonst nur der Fovea vorbehalten ist.

Muskuläre Störungen

Nicht paretischer Strabismus. Hierbei ist das Schielen nicht auf eine motorische Störung zurückzuführen. Es ist sehr häufig anzutreffen, und viele Fälle zeigen freie Motolität beider Augen in allen Blickrichtungen. Im Laufe der Zeit jedoch verändert sich der Zustand dahingehend, daß sich sekundäre Störungen im Funktionsbereich der Muskeln einstellen.

Überfunktion der ständig gebrauchten Muskeln ist ein charakteristisches Merkmal. Bei einem Strabismus convergens dexter z. B. weist das rechte Auge bei Laevoversion einen Höherstand auf, da in dieser Stellung der M. obliquus inferior einen geringen Vorrang gegenüber dem M. obliquus superior hat.

Eine Einschränkung der nur wenig gebrauchten Muskeln, z. B. der Mm. recti externi, kann bei einem Strabismus convergens alternans gesehen werden. (Diese Patienten tendieren zu einem dreiteiligen Blickfeld: Das konvergente rechte Auge ist für das linke Feld, das konvergente linke Auge für das rechte Feld verantwortlich, und beide abwechselnd für den zentralen Bereich.)

Paretischer Strabismus. Darunter ist eine Abweichung zu verstehen, die durch eine Störung im Bereich des motorischen Kontrollapparates der Augen hervorgerufen ist. Im Laufe der Zeit zeigen sich auch Veränderungen des Muskelgleichgewichtes. Diese Veränderungen stellen den allmählichen Effekt der physiologischen Gesetze von HERING und SHERRINGTON dar. Das Heringsche Gesetz der gleichzeitigen Innervation besagt, daß der Impuls zur Kontraktion

eines Muskels vom identischen Impuls zur Kontraktion des kontralateralen Synergisten begleitet wird. Das Sherringtonsche Gesetz
der reziproken Innervation sagt aus, daß jeder Impuls zur Kontraktion eines Muskels von dem Stimulus zur Relaxation des ipsolateralen
Antagonisten begleitet wird.

Inkomitanz wird durch die veränderliche Abweichung beim Wechsel von Rechts- auf Linksfixation und in den verschiedenen Blickrichtungen gekennzeichnet und ist ein typisches Zeichen bei kürzlich
erworbenem paretischem Strabismus. Bei einer Parese des M. rectus
externus rechts z. B. wird das rechte Auge bei Linksfixation konvergent stehen.

Um die Veränderungen in der Stärke der Deviation beim Fixationswechsel zu demonstrieren, soll im folgenden die Situation besprochen werden, die sich ergibt, wenn das rechte Auge Fixation aufnimmt. Ein stärkerer Impuls gegenüber der Norm wird erforderlich
sein, um die ausreichende Kontraktion des rechten M. rectus externus
bei Rechtsfixation zu erlangen. Aufgrund des Heringschen Gesetzes
wird dieser übermäßig starke Impuls auch den kontralateralen
Synergisten erreichen (den M. rectus internus links) und eine verstärkte Konvergenz des linken Auges verursachen.

Um die Veränderung des Winkels in den verschiedenen Blickrichtungen zu veranschaulichen, soll jetzt angenommen werden, daß
das linke Auge wieder die Fixation übernimmt und der Blick nach
links gewendet wird. Das linke Auge bewegt sich normal; das rechte
Auge benötigt die Kontraktion des nicht affektierten M. rectus internus neben der Entspannung des M. rectus externus. Da der M. rectus
externus bereits paretisch ist, wird diese Blickrichtung ohne weiteres
möglich sein. Der Winkel verringert sich oder hebt sich ganz auf, so
daß binokulares Einfachsehen beibehalten werden kann. Wenn dagegen der Blick nach rechts wechselt, wird sich das linke Auge normal bewegen; das rechte Auge muß aber jetzt abduzieren, was die
Kontraktion des paretischen M. rectus externus nötig macht. Da der
Impuls für den M. rectus externus von dem für das fixierende linke
Auge abhängig ist, fällt die Kontraktion des betroffenen Muskels nur
ungenügend aus, und der Deviationswinkel nimmt stark zu.

Zusammenfassend kann man deshalb sagen, daß der Deviationswinkel am größten ist, wenn der Blick in die Zugrichtung des paretischen Muskels gewendet wird und wenn das betroffene Auge fixiert.

Konkomitanz (keine oder nur unbedeutende Veränderungen in der Stärke des Schielens trotz Wechsel der Fixation und Blickrichtung) beim paretischen Strabismus ist ein Anzeichen dafür, daß die Störung schon lange besteht, denn erst im Laufe der Zeit stellt sich allmählich Konkomitanz ein, bedingt durch die Entwicklung der Muskelsequenz. Die Sequenz ist:

1. Überfunktion des kontralateralen Synergisten (durch das Heringsche Gesetz).
2. Kontraktur des ipsolateralen Antagonisten (weil der Opponent des betroffenen Muskels jetzt geschwächt ist).
3. Unterfunktion des kontralateralen Antagonisten (der wegen der Überfunktion des kontralateralen Synergisten zu stärkerer Entspannung gezwungen ist durch das Sherringtonsche Gesetz).

Wenn die Sequenz nun in Beziehung zum vorher beschriebenen Fall, nämlich einer Parese des M. rectus externus rechts, gebracht wird, fällt sie wie folgt aus:

1. Überfunktion des M. rectus internus links,
2. Kontraktur des M. rectus internus rechts,
3. Unterfunktion des M. rectus externus links.

Die Sequenz bei der Parese eines Vertikalmotoren soll am Beispiel einer Parese des M. rectus superior rechts erläutert werden:

1. Überfunktion des M. obliquus inferior links,
2. Kontraktur des M. rectus inferior rechts,
3. Unterfunktion des M. obliquus superior links.

Die Entwicklung der Konkomitanz kann ein Stadium erreichen, in dem die Diagnose, ob der eigentlich paretische Muskel oder sein kontralateraler Antagonist primär betroffen ist, äußerst schwierig wird.

Haltungsstörungen

Bei dem Thema Inkomitanz ist bereits darauf hingewiesen worden, daß ein paretisches Schielen wahrscheinlich erheblich in der Stärke wechselt, je nachdem welches Auge fixiert und welche Blickrichtung eingenommen wird. Von dieser Tatsache kann der Patient Gebrauch machen, um die Labilität der Abweichung einzuschränken. Er kann entweder die Bewegungen der Augen in die unbequemste Stellung vermeiden, um binokulares Einfachsehen zu erlangen, oder ständig in die Richtung blicken, in der die Abweichung am stärksten ist, so daß der Abstand der Doppelbilder maximal ist. Da es jedoch kaum möglich ist, z. B. fortwährende Dextroversion aufrecht zu erhalten, wird statt dessen ein Kompensationsmechanismus in Form einer anomalen Kopfhaltung ausgenützt. Mit einer anomalen Kopfhaltung können die Augen in eine Stellung gebracht werden, die nicht der Primärposition entspricht, wobei aber dennoch das Feld des binokularen Einfachsehens geradeaus liegt. Wenn z. B. bei Fixation eines zentral gelegenen Gegenstandes der Kopf nach links gedreht wird, stehen die Augen in Dextroversion.

Bei Paresen der Horizontalmotoren ist nur eine Gesichtswendung erforderlich; eine Drehung nach links, wie oben erwähnt, könnte binokulares Einfachsehen im Fall einer milden Parese des M. rectus externus links ermöglichen, da bei Dextroversion die Parese am wenigsten wirksam sein kann. Dieselbe Zwangshaltung könnte aber auch bei einer Parese des M. rectus externus rechts eingenommen werden, die so stark ist, daß in keiner Stellung binokulares Einfachsehen erzielt werden kann. In diesem Fall würde der Abstand der Diplopie durch die Kopfhaltung vergrößert werden, da der Winkel zunimmt.

Paresen der Vertikalmotoren erfordern eine kompliziertere Zwangshaltung, da die Funktionen des betroffenen Muskels mehr komplexer Natur sind. Die Zwangshaltung muß sowohl die Primär- als auch die Sekundärfunktionen dieser Muskeln kompensieren und besteht deshalb aus drei Komponenten:

1. Kinnhebung oder -senkung, um die paretische Hauptfunktion des Muskels auszugleichen;

2. Gesichtsdrehung nach rechts oder links, um die Stellung zu vermeiden, in der die Hauptfunktion maximal ist;

3. Kopfneigung zur rechten oder linken Schulter, um die Torsion und die Vertikaldifferenz zu kompensieren. Bei Kopfneigung tritt eine physiologische Verrollung auf, damit die aufrechte Position des vertikalen Hornhautmeridians beibehalten werden kann. So erleidet bei einer Kopfneigung zur linken Schulter das linke Auge Intorsion und das rechte Extorsion. Außerdem bewirkt die Neigung eine Hebung des einen und Senkung des anderen Auges. Die Torsion ist entweder auf die paretische Funktion des Muskels zurückzuführen oder auf die Überfunktion des kontralateralen Synergisten. Es muß

an dieser Stelle daran erinnert werden, daß die Obliqui eine wesentlich stärkere Torsionskraft besitzen als die Recti, und eine Neigung wird häufig dieser Tatsache zugeschrieben, ob nun der Obliquus eine Unterfunktion oder Überfunktion hat (Abb. 21).

Beispiel der Zwangshaltung im Fall einer Parese des M. rectus superior rechts:

1. Das Kinn wird gehoben, da die Hauptfunktion Elevation ist und durch die Kinnhebung eine Senkung der Augen bewirkt wird.

2. Die Gesichtsdrehung erfolgt nach rechts, da die Hebung maximal bei Abduktion stattfindet. Durch Drehung nach rechts adduziert das rechte Auge.

3. Die Neigung des Kopfes geschieht zur rechten Schulter, da durch die Parese der M. obliquus inferior des linken Auges jetzt eine Überfunktion hat (kontralateraler Synergist). Dadurch steht das linke Auge in Extorsion, die durch eine Kopfneigung nach rechts ausgeglichen wird; die Neigung wird außerdem zum Teil den Tieferstand des rechten Auges kompensieren. Ganz selten wird der Kopf auch zur linken Schulter geneigt, da die mitbetroffene Nebenfunktion des M. rectus superior rechts (Intorsion) Extorsion rechts zur Folge haben kann. Neigung in diese Richtung bewirkt die physiologische Extorsion des rechten Auges.

Im Falle einer Obliquus-Parese kommt diese zweite Möglichkeit nicht in Betracht; bei einer Parese des M. obliquus superior rechts z. B. erfolgt:

1. Kinnsenkung, da die Hauptfunktion dieses Muskels Depression ist und dadurch die Augen eleviert werden.

2. Gesichtsdrehung nach links, da die Senkung die größte Wirkung bei Adduktion hat. Bei Gesichtsdrehung nach links abduziert das rechte Auge.

3. Kopfneigung zur linken Schulter, da der rechte M. obliquus superior das Auge nach innen rollen sollte, wegen der Parese aber das Auge nach außen rollt. Mit der Neigung nach links wird die Extorsion rechts physiologisch. Zusätzlich kompensiert diese Kopfhaltung zum Teil die Elevation des rechten Auges.

Dies sind allgemeine Grundsätze, denen die Zwangshaltungen bei Paresen der Vertikalmotoren unterliegen. Abweichungen von dieser Regel sind jedoch sehr häufig, so daß die Zwangshaltung sich u. U. nicht der typischen Schablone unterwirft, dennoch aber das Ziel, die Kompensation, erreicht.

Die anomale Kopfhaltung ist meistens unwillkürlich und wird nur dann eingenommen, wenn das Ausmaß der Parese binokulares Einfachsehen in einem bestimmten Bereich des Blickfeldes zuläßt. Die Zwangshaltung verlegt dieses Areal in eine brauchbare Position. Wenn binokulares Einfachsehen in keinem Bereich möglich ist, wird eine anomale Kopfhaltung nicht zum Vorteil gereichen. Ausnahmen bilden Fälle, die durch dicht beieinander liegende Doppelbilder gestört sind, deren Abstand aber wiederum nicht eng genug ist, um die Diplopie fusionieren zu können. Diese Patienten nehmen dann die entgegengesetzte Kopfhaltung der oben beschriebenen ein. Die subjektiven Symptome werden durch die Zunahme des Schielwinkels und die damit verbundene Separation der Doppelbilder erleichtert.

Wenn die Zwangshaltung eine seit früher Kindheit bestehende Neigung einschließt, um die kongenitale Parese eines Vertikalmotoren zu kompensieren, spricht man von Torticollis ocularis. Wenn dieser Zustand nicht rechtzeitig behandelt wird, können möglicherweise bleibende Veränderungen der Wirbelsäule entstehen.

Kapitel VII

Untersuchung des Strabismus

Eine umfassende Untersuchung des manifesten Schielens sollte mit dem Ziel durchgeführt werden, nicht nur die Richtung und Größe der Abweichung in Erfahrung zu bringen, sondern auch seine Folgeerscheinungen zu übersehen, nämlich die Auswirkung auf die visuellen und binokularen Funktionen, das Muskelgleichgewicht und die Kopfhaltung. Der Abdecktest zur Bestimmung der Richtung der Deviation wurde bereits beschrieben. Im folgenden sollen zuerst die Möglichkeiten zur Messung des Schielwinkels erläutert und daraufhin die Untersuchungsmethoden in derselben Reihenfolge wie im vorhergehenden Kapitel beschrieben werden. Zum Schluß folgen einige Ratschläge, in welcher Reihenfolge die Untersuchung am besten durchgeführt wird.

Messung der Abweichung

Das Synoptophor (Bild IV, S. 83). Es ist das am meisten verwendete Gerät zur Messung des Schielwinkels, denn es ist einfach in seiner Handhabung und Ergebnisse können sogar bei zweijährigen Patienten erzielt werden.

Das Instrument besteht aus zwei zylinderförmigen Röhren, die je einen Knick von 90° aufweisen, in dem Spiegel angebracht sind. An einem Ende der Röhren befindet sich je eine +6,5 D Linse, am anderen eine Vorrichtung zum Einschieben der Bilder (so daß jedes Auge von einem Bild gereizt wird). Die Gesamtlänge jeder Röhre beträgt 15,5 cm und entspricht der Brennweite der Linse (Abb. 18). Auf diese Weise treten die Strahlen parallel aus, so daß der Patient nicht zu akkommodieren braucht. Die Röhren werden von zwei Säulen so gestützt, daß die relative Position der Bilder zueinander in der horizontalen, vertikalen und Drehrichtung verändert werden kann.

Jede Einstellung wird auf der entsprechenden Skala angezeigt. Eine eingehendere Beschreibung der technischen Einzelheiten und Handhabung dieses Gerätes ist hier nicht erforderlich und liegt auch nicht im Bereich dieses Buches.

Zur Messung der Größe der Abweichung wird die Abdecktestmethode angewandt. Während die Röhren bei 0° stehen, werden

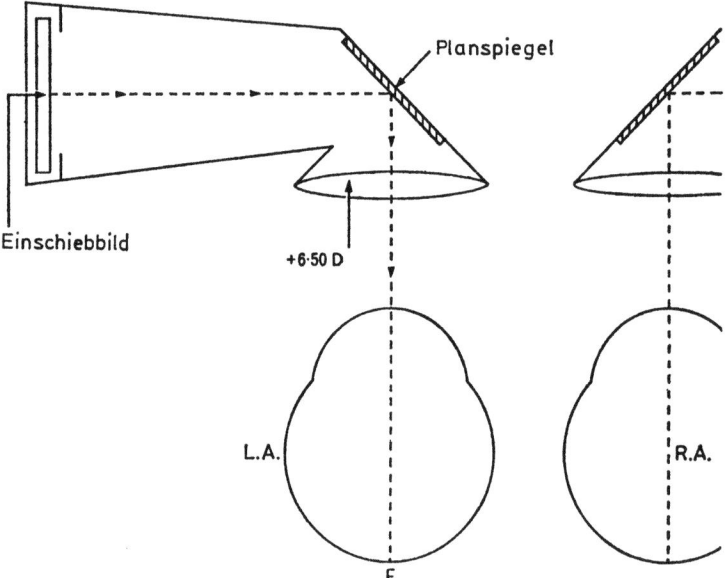

Abb. 18. Prinzip des Synoptophors

zwei Bilder eingeschoben; danach wird der Patient gebeten, von einem Bild auf das andere zu blicken, während nur das jeweils fixierte Bild illuminiert wird. Stehen die Sehachsen nicht parallel, muß das jeweils abweichende Auge eine Einstellbewegung durchführen, um das ihm dargebotene Bild makulär fixieren zu können (Abb. 19a).

Wie beim Abdecktest kennzeichnet eine Bewegung nach außen eine konvergente Abweichung. Während der Patient die Bilder abwechselnd fixiert, wird die Röhre des Synoptophors so weit nach innen gedreht, bis keine Einstellbewegungen mehr gesehen werden. Das Ausmaß der Deviation, d. h. der Winkel, um den das Rohr gedreht wurde, kann nun auf der Sklala abgelesen werden. Das Vorzeichen einer konvergenten Abweichung ist plus (+), das einer divergenten minus (—) (Abb. 19b).

In derselben Weise können auch vertikale und Dreheinstellungen vorgenommen werden. Die Messung der Abweichung sollte bei Rechts- und Linksfixation und ggf. in allen neun Blickrichtungen er-

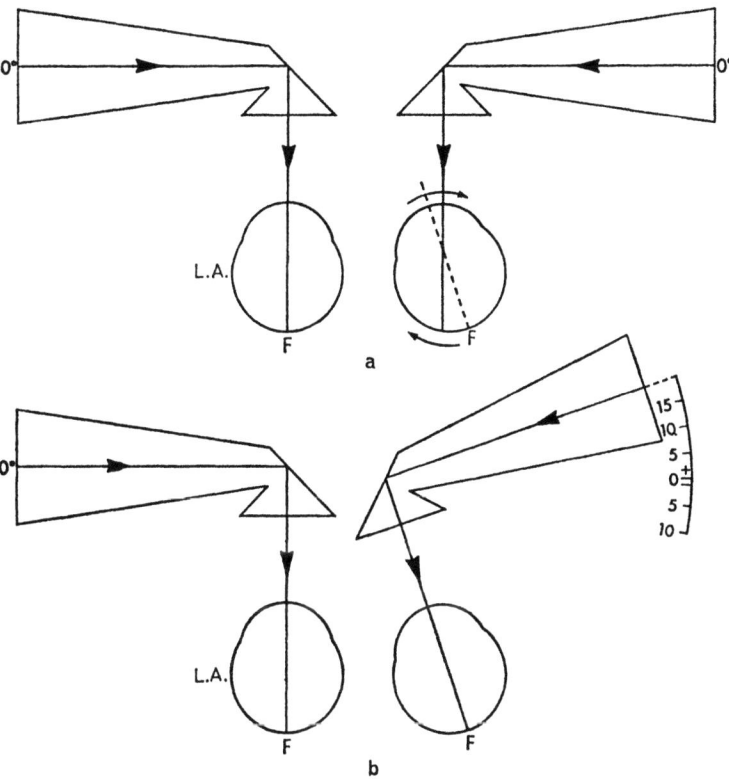

Abb. 19. Messung eines Strabismus convergens

folgen, um die Diagnose einer evtl. vorhandenen Inkomitanz zu ermöglichen.

Die Messung am Synoptophor ist am einfachsten und bietet den Vorteil, daß alle Komponenten der Abweichung, die – horizontale, vertikale und die Drehkomponente – genau berücksichtigt werden können. Ungenauigkeiten in der horizontalen Ebene sind allerdings wegen des die Konvergenz begleitenden (unnötigen) Akkommodationsimpulses möglich. Deshalb ergibt sich am Synoptophor u. U. ein größerer Konvergenz- oder geringerer Divergenzwinkel, also Werte, die mit den tatsächlichen Gegebenheiten nicht übereinstimmen.

Der Prismen-Abdecktest. Er stellt eine objektive Untersuchungsmethode dar. Voraussetzung für eine exakte Messung ist zentrale Fixation und genügend Konzentrationsvermögen, um stete Fixation während der Untersuchung aufrechtzuerhalten. Die Deviation kann in jeder beliebigen Entfernung gemessen werden; normalerweise wählt man einen Abstand von 30 cm und 6 m. Als Fixationsgegenstand dient ein Licht und im Abstand von 30 cm zusätzlich ein Licht, das die Akkommodation anreizt. Die Abweichung kann außerdem in allen neun Positionen gemessen werden. Der Patient wird angehalten, die Fixation in der gegebenen Distanz aufrechtzuerhalten. Die Prismen werden nun verstärkt und die Augen mit einem undurchsichtigen Okkludor alternierend abgedeckt. Erfolgt beim Fixationswechsel keine Einstellbewegung mehr, wurde die maximale Abweichung ermittelt. Ein Prisma Basis außen korrigiert eine konvergente, Basis innen eine divergente Abweichung, Basis oben vor dem rechten Auge eine —VD, Basis unten vor dem rechten Auge eine +VD.

Die Untersuchung findet unter natürlichen Sehbedingungen statt. Latente und manifeste Abweichungen können gleichermaßen gemessen werden, ohne gleichzeitig unnötige Akkommodation hervorzurufen, wodurch ein äußerst genaues Ergebnis gewährleistet wird. Der Prismen-Abdecktest stellt in bestimmten Fällen die einzig befriedigende Methode zur Messung der Abweichung dar; insbesondere dann, wenn ein Vergleich der Werte in der Nähe und Ferne wünschenswert ist, wie beim Strabismus convergens vom Typ des Konvergenzexzesses und beim periodischen Strabismus divergens. Dieser Methode wird auch als Voruntersuchung vor der operativen Therapie der Vorzug gegeben.

Für hochgradige Abweichungen ist sie allerdings wegen der chromatischen Aberration der Prismen nicht geeignet. Ist die horizontale und die vertikale Komponente vertreten, ist die Messung für nur einen Untersucher mit Schwierigkeiten verbunden, da sowohl beide Prismenleisten, als auch der Okkludor gehalten werden müssen. Torsion kann prismatisch nicht kompensiert werden.

Messung anhand der Hornhautreflexe. Bei mangelnder Mitarbeit bei anderen Tests oder bei Patienten mit hochgradiger Amblyopie oder exzentrischer Fixation, die nicht in der Lage sind foveale Fixation aufzunehmen, ist die Beurteilung anhand der Reflexe angebracht, da hier die Dissoziationsmethoden ausfallen. Immer, wenn Messungen mit Hilfe der Reflexe beabsichtigt sind, sollte zuerst das Hornhautspiegelbild im Führungsauge beobachtet werden, weil es Aufschluß über einen evtl. vorhandenen Winkel alpha gibt. *Am Synoptophor* werden die Arme so eingestellt, daß die Spiegelbilder in beiden Augen symmetrisch liegen.

Beim Prismen-Reflextest fixiert der Patient ein Licht in der Nähe, während der Beobachter die Prismen solange verstärkt, bis die Reflexe in beiden Augen symmetrisch erscheinen.

Mit der Hirschberg-Methode wird die Abweichung anhand der Lage des Reflexes im schielenden Auge eingeschätzt. Hierbei fixiert der Patient wieder eine Lichtquelle in der Nähe. Man nimmt an, daß der Winkel ca. 10–15° Konvergenz beträgt, wenn der Reflex am Pupillenrand liegt, ca. 25° zwischen Pupillenrand und Limbus und ca. 45°, wenn er am Limbus liegt. Diese Methode eignet sich am besten bei Kleinkindern, auch wenn sie wegen der unterschiedlichen Pupillengrößen nur ungefähre Schätzungen zuläßt.

Visuelle Störungen

Pathologische Diplopie. Sie findet sich bei Kindern wahrscheinlich nur dann, wenn der Strabismus erst kürzlich oder intermittierend aufgetreten ist. Bei Erwachsenen bleibt sie nach dem Schielbeginn noch länger weiterbestehen und kann u. U. nie mehr unterdrückt werden. Kinder sind Doppelbildern gegenüber manchmal erstaunlich unbekümmert und können darüber keine genauen Angaben machen. Erwachsene hingegen empfinden die Diplopie im allgemeinen als überaus störend; sie sind sich ihrer mehr bewußt als der Abweichung, die sie verursacht hat. Manchmal verwechseln Patienten verschwommenes Sehen mit pathologischer Diplopie. Es ist deshalb Sache des Untersuchers, diese beiden Symptome voneinander zu unterscheiden.

Strabismus concomitans. Pathologische Diplopie ist beim Begleitschielen nicht von Dauer. Kinder supprimieren rasch, und bei Erwachsenen ist ein kürzlicher erworbener Strabismus nur selten anzu-

treffen; Ausnahmen bilden Fälle mit dekompensierter Heterophorie.
Bei der Untersuchung bedient man sich am einfachsten des Worth-
Tests. Mit der Rot-Grünbrille sind nur die Lichter sichtbar, deren Farben sich mit der des Glases decken. Das weiße Licht wird von beiden
Augen wahrgenommen und nimmt die Farbe des jeweiligen Glases
an. Im allgemeinen sitzt das Rotglas vor dem rechten Auge, so daß
im Falle der pathologischen Diplopie das rechte Auge zwei rote und
das linke drei grüne Lichter sieht. Beim Strabismus convergens ist die
Diplopie homonym (oder ungekreuzt), die beiden roten Lichter erscheinen also rechts von den drei grünen. Strabismus divergens verursacht heteronyme (oder gekreuzte) pathologische Diplopie, die
vom rechten Auge gesehenen zwei roten Lichter werden also links
lokalisiert, die drei grünen rechts.

Die meisten Patienten mit konkomitantem Strabismus unterdrücken jedoch das Bild des schielenden Auges und nehmen entweder nur die beiden roten oder die drei grünen Lichter wahr. (Beim
binokularen Einfachsehen gibt der Patient vier Lichter an, wobei das
unterste rot und grün gemischt erscheint.)

Paretischer Strabismus. Erworbener paretischer Strabismus zeigt
meistens als Begleiterscheinung pathologische Diplopie. Kinder mit
paretischem Strabismus erlernen Suppression wesentlich langsamer
als solche mit nicht paretischem Strabismus, da wegen der inkomitanten Abweichung verschiedene Netzhautelemente gereizt werden.
Bei Erwachsenen ist Suppression äußerst selten.

Die Untersuchung beginnt mit Fragen bezüglich der Häufigkeit der
Doppelbilder, ob sie in irgendeiner Position vereinigt werden können
und in welcher Stellung der Abstand der Doppelbilder am größten ist.
Weiter sollte der Patient gefragt werden, ob die Bilder nebeneinander
liegen, oder ob auch eine vertikale Komponente mitvertreten ist. Die
reine Horizontalseparation läßt auf eine Parese des M. rectus medialis
oder lateralis schließen, da alle anderen Muskeln sich auf das vertikale
Gleichgewicht auswirken müssen. Während der Fragestellung sollte
auch die Stellung des Kopfes beobachtet werden, da bei Paresen die
Möglichkeit einer Zwangshaltung besteht, um die Doppelbilder zu
fusionieren.

Bei klinischer Untersuchung bietet die Rot-Grünbrille (das Rotglas wieder vor dem rechten Auge) und eine stabförmige Lichtquelle
eine Hilfe, wobei der Lichtstrich vertikal gehalten werden sollte. Der

Patient muß seinen Kopf gerade halten und Angaben über die relative Stellung der Bilder machen, während das Licht in die neun Blickrichtungen geführt wird. Der unterschiedliche Abstand deckt sich mit der Inkomitanz, so daß der maximale Abstand in Richtung der Hauptfunktion des paretischen Muskels angegeben wird (bei Paresen der Vertikalmotoren wird sich allerdings die größte Neigung des Lichtstabes in einem Winkel von 90° zu dieser Richtung bemerkbar machen). Ferner wird, nach dem Prinzip der normalen Projektion, das weiter entfernt gelegene Bild zum paretischen Auge gehören, da in dieser Richtung das Auge in seiner Beweglichkeit beeinträchtigt ist.

Wenn also z. B. der größte Abstand bei Laevodepression angegeben wird, muß entweder der linke M. rectus inferior oder der rechte M. obliquus superior betroffen sein (da beide Muskeln ihre Hauptfunktion in dieser Richtung haben). Ist das weiter entfernt gesehene Bild rot, fällt der Verdacht auf den rechten M. obliquus superior (rechter Filter vor dem rechten Auge). Der Patient wird jedoch die stärkste Neigung des Lichtstrichs bei Dextrodepression wahrnehmen, da sich hier die eingeschränkte Intorsion des rechten M. obliquus superior am meisten bemerkbar macht. Das rechte Auge erleidet eine Verrollung nach außen, das Bild muß demnach nach innen geneigt sein.

Man kann die Ergebnisse in einer schematischen Skizze darlegen, indem die relative Lage der Bilder in allen Blickrichtungen aufgezeichnet wird. Zur Ermittlung der primären Parese genügt aber meistens der Hinweis auf die Position des maximalen Abstands und die Angabe, welchem Auge das weitergelegene Bild zugehört. Es ist außerdem wichtig, ggf. auch die Richtung zu vermerken, in der die Doppelbilder vereinigt werden können.

Das binokulare Blickfeld sollte gemessen werden, wenn die Diplopie nicht in allen Blickrichtungen besteht. Diese Untersuchung wird am besten am Perimeter vorgenommen. Der Patient wird angehalten, die sich zentrifugal bewegende Fixationsmarke zu beobachten und den Wechsel von der Diplopie zur Fusion anzugeben. Auf diese Weise wird das Areal des binokularen Einfachsehens markiert. Dies ist eine vorzügliche Methode, um die Besserung oder Verschlechterung des Zustandes bei sukzessiven Kontrolluntersuchungen beurteilen zu können. Sie gibt außerdem Aufschluß über das Ausmaß der Beschwerden des Patienten. Im Falle einer verzögerten Rückbildung der Parese kann einem ängstlichen Patienten die Besserung seines Zustandes durch den Vergleich der Schemata demonstriert werden.

Konfusion. Sie wird vom Patienten nur selten beobachtet, da sich die Suppression im fovealen Gebiet sehr rasch nach dem Auftritt des Schielens entwickelt. Ist sie aber vorhanden, bedarf sie keiner weiteren Untersuchung. Der Patient wird angeben, daß ein sich in der Peripherie befindlicher Gegenstand das Fixierobjekt überdeckt.

Suppression. Pathologische Diplopie wird sehr häufig unterdrückt. Suppression kann ganz einfach dadurch bestätigt werden, daß es nicht gelingt, Diplopie auszulösen. Eine eingehendere Untersuchung zur Bestimmung des Areals und der Intensität der Suppression kann am Synoptophor durchgeführt werden. Einzelheiten dieser Methode liegen nicht mehr im Bereich dieses Buches; die Orthoptistin wird aber Auskunft geben können, ob die Suppression foveal begrenzt ist oder ein weiteres Gebiet einnimmt, als auch über die Leichtigkeit oder Schwierigkeit, mit der sie überwunden werden kann. Will sich ein erwachsener Patient einer Operation unterziehen, ist die Untersuchung der Suppression besonders wichtig (s. S. 128).

Amblyopie. Darunter versteht man die herabgesetzte Sehschärfe eines Auges, die nicht durch pathologische Veränderungen im Bereich der Augen oder unkorrigierte Refraktionsfehler, oder durch das Alter bedingt ist.

Bei Kleinkindern, von denen noch keine Visusangaben erhältlich sind, besteht der Verdacht auf Amblyopie, wenn keine Alternation ausgelöst werden kann, während freies Alternieren die Gewähr für einen beidseits gleichen Visus gibt. Ebenso muß eine Amblyopie angenommen werden, wenn das Kind sich beim Abdecken des führenden Auges heftig wehrt und beim Abdecken des anderen indifferent verhält.

Untersuchung der uniokulären Fixation. Die Kombination mehrerer Tests ermöglicht es, ein klares Bild der Fixationsverhältnisse zu erhalten.

Der Abdecktest. Um die uniokuläre Fixation ungefähr beurteilen zu können, empfiehlt es sich, die Lage des Hornhautreflexes beim Okkludieren des Führungsauges zu beobachten. Diese Methode ist grob, stellt aber z. B. bei Kleinkindern, die sich noch nicht mit dem Ophthalmoskop untersuchen lassen, die einzige Möglichkeit zur

Diagnose der Fixationsverhältnisse dar. Die Ergebnisse können wie folgt ausfallen:

Zentrale Fixation bei grober Untersuchung. Beim Abdecken des führenden Auges stimmt die Einstellbewegung des anderen mit dem Schielwinkel überein, und der Hornhautreflex entspricht dem des fixierenden Auges.

Absolute exzentrische Fixation bei grober Untersuchung. Beim Abdecken des führenden Auges erfolgt keine Einstellbewegung des anderen Auges zur Fixationsaufnahme; das Hornhautspiegelbild ist, verglichen mit dem des führenden Auges, deutlich verschoben.

Nicht absolute, aber stete exzentrische Fixation bei grober Untersuchung. Das nicht führende Auge bewegt sich beim Okkludieren des anderen, fixiert aber nicht zentral, denn der Hornhautreflex ist, verglichen mit dem des anderen Auges, verschoben.

Unstete exzentrische Fixation bei grober Untersuchung. Das abweichende Auge führt bei Okklusion des führenden Suchbewegungen aus. Der Hornhautreflex ist, verglichen mit dem des anderen Auges immer verschoben.

Das Visuskop und das Projektoskop (Bild V, S. 84 u. Bild VIII, S. 85), (modifizierte Ophthalmoskope, die mit einer sternförmigen Marke im Zentrum des Lichtkegels ausgestattet sind) sind Geräte, mit denen die Fixation am genauesten bestimmt werden kann. (Für das Ophthalmoskop ist ein einfacher Zusatz erhältlich, der statt des Sterns eine blasenartige Marke zeigt.) Der Patient muß den Stern fixieren, während der Untersucher die Lage seiner Abbildung am Fundus beobachtet. Normalerweise fällt sie auf die Fovea, bei anomalen Fixationsverhältnissen wird der Stern jedoch peripher abgebildet (Bild VIII A, S. 85).

Die Handhabung des Visuskops unterscheidet sich von der des Ophthalmoskops in einigen Punkten. Die Routine-Untersuchung geschieht wie folgt.

1. Die Erweiterung der Pupille ist keineswegs immer nötig.

2. Das nicht zu prüfende Auge muß stets okkludiert werden, um die Fixation des anderen zu sichern.

3. Das vermutlich normalsichtige Auge sollte zuerst untersucht werden, damit der Patient weiß, was von ihm erwartet wird; denn er kann den Stern mit dem amblyopen Auge u. U. nur schwer erkennen. Der Untersucher kann sich außerdem über die physiologi-

schen Fixationsabweichungen orientieren, denn manche Patienten zeigen auch im normalsichtigen Auge sehr unstete foveale Fixation. Ohne diese Erkenntnis würde man u. U. unrichtige Schlüsse ziehen, wenn das schielende Auge zuerst geprüft worden wäre.

4. Die Okklusion wird auf das normalsichtige Auge umgewechselt und der Patient fixiert dann den Stern mit dem amblyopen Auge, den er wegen der reduzierten Sehschärfe möglicherweise nicht sofort findet. Versichert der Patient jedoch, ihn direkt anzuschauen, wird die Stelle vermerkt, wo der Stern abgebildet ist. Um sicher zu gehen, daß die Fixation tatsächlich aufgenommen wird, und um das Interesse an der Fixiermarke zu wecken, empfiehlt es sich, das Kind zu fragen, ob es die Zacken des Sterns zählen kann oder ob es in der Mitte des Sterns einen roten Fleck erkennt.

Die Diagnose kann wie folgt ausfallen: a) *zentrische Fixation* – der Stern wird mit der Fovea fixiert oder b) *exzentrische Fixation* – der Stern wird parafoveal (innerhalb des Makula-Areals), paramakulär (unmittelbar neben dem Makula-Areal) oder peripher fixiert. Die Fixation ist an dieser Stelle stet oder unruhig. c) Ist *keine nachweisbare Fixation* vorhanden, wird kein bestimmtes Areal für die Fixation bevorzugt.

5. Schließlich sollte in jedem Fall der nicht zentralen Fixation der Stern auch objektiv auf die Fovea projiziert werden, indem man wie bei der Ophthalmoskopuntersuchung verfährt. Der Patient wird dann aufgefordert, den Stern direkt zu fixieren. Ist die anomale Fixation nur schwach ausgebildet, nimmt er evtl. die ihm angebotene foveale Fixation kurz auf.

Die Untersuchung mit dem Visuskop oder Projektoskop sollte in allen Fällen mit Amblyopie vorgenommen werden, ehe die Okklusionsbehandlung eingeleitet wird. Verwertbare Ergebnisse sind oft schon bei Kleinkindern zu erzielen; denn auch einem etwas trägen Zweijährigen bleibt kaum etwas anderes übrig, als den Stern zu fixieren, weil es sonst nichts zu sehen gibt, wenn das andere Auge okkludiert ist. Alle subjektiven Untersuchungen werden am besten vor der Fixationsprüfung abgeschlossen, da das Visuskop oft ein Nachbild hinterläßt, das für weitere Maßnahmen hinderlich ist.

Am übersichtlichsten geschieht die Wiedergabe der Untersuchungsergebnisse anhand einer Skizze, in das der Punkt oder das Areal der Fixation eingezeichnet wird. Zusätzlich kann dann noch die Intensität der Fixation vermerkt werden.

Past-pointing (Fehlgreifen). Dieses Phänomen ist nachweisbar, wenn die Anpassungsvorgänge noch nicht abgeschlossen sind. In Fällen mit fixierter exzentrischer Fixation hat der exzentrische Punkt den Raumwert der Fovea angenommen (d. h. seine Lokalisation „geradeaus"). Ist diese Umstellung noch nicht beendet, hat der exzentrische Punkt bereits seine ursprüngliche Projektion verloren, besitzt aber auch noch nicht den Raumwert der Fovea, so daß das amblyope Auge bei versuchter Fixation die Lage des Fixierobjektes noch nicht korrekt beurteilen kann. Der Patient greift also am Fixiergegenstand vorbei.

Bei exzentrischer Fixation sollte auch dieser Test angewandt werden, da er Aufschluß über die Festigkeit der exzentrischen Fixation gibt.

Binokularfunktionen

Fusion

Die Fusionskraft ist die Basis für das binokulare Einfachsehen. Die Prüfung ihres Potentials ist deshalb für die Diagnose der Fälle mit Strabismus unerläßlich. Bei einem konstanten Schielen muß daraus das Ausmaß der degenerativen Folgeerscheinungen durch den Nichtgebrauch ersehen werden, beim intermittierenden Schielen die Fusionsreserve, die zur Wiederherstellung eines dauerhaften binokularen Einfachsehens noch vorhanden ist.

Zur Diagnose und Behandlung der Fusion stehen verschiedenartige Methoden zur Verfügung. Das Synoptophor ist aber zur Untersuchung des Fusionspotentials bei manifestem Schielen zweifellos das kompetente Gerät. Zwei gleichartige Bilder werden eingeschoben, die, wenn der Schielwinkel eingestellt wird, beide Foveae reizen, so daß auf diese Weise normale binokulare Sehbedingungen hergestellt sind.

Die klinische Untersuchung der Fusion ist eine sehr wichtige Funktion der Orthoptistin; Einzelheiten sollen hier nicht näher erörtert werden. Die Orthoptistin muß beurteilen können, ob die Fusionskraft trotz der monokularen Periode während des Schielens erhalten geblieben ist, und sie muß Aussagen über die Fusionsbreite machen können. Diese wird geprüft, indem die relative Stellung beider Bilder zueinander allmählich so verändert wird, daß sie nicht mehr genau mit der Richtung der Sehachsen korrespondiert. Um die Fusion dennoch aufrechtzuerhalten, muß der Patient seine Augenstellung ständig korrigieren. Bei der positiven Fusionsbreite wird eine Konvergenz-, bei der negativen eine Divergenzbewegung beider Augen ausgelöst.

Funktionswirksame Fusion ist immer an eine gewisse Fusionsreserve gebunden. Wenn z. B. ein Patient mit einem Strabismus convergens von 10° die Fusionsbilder zwar überlagert, wenn sie bei 10° angeboten werden, sie aber sofort doppelt sieht, sobald die Röhren konvergiert werden, hat er keine wirkliche Fusion. Es ist schwierig, bindende Werte anzugeben. Eine positive Fusionsbreite von ca. 5° sollte aber nachweisbar sein, bevor man von Fusion und nicht nur einer Überlagerung der Bilder spricht. Unter schwacher Fusion versteht man ca. 5–10° Adduktion vom Schielwinkel aus gemessen, unter mäßiger Fusion eine positive Fusionsbreite von 10–25° und unter starker Fusion 25° und mehr. Die normale negative Fusionsbreite (von ca. 5°) ist zu gering für eine diagnostische Differenzierung wie sie bei der positiven Fusionsbreite verwendet werden kann, deren Kapazität normalerweise 45–50° beträgt.

Stereoskopisches Sehen

Stereopsis kann ebenfalls am Synoptophor geprüft werden; ihre Qualität wird durch Bilder mit einer sukzessiv schwieriger zu erkennenden Tiefenwahrnehmung ermittelt.

Netzhautkorrespondenz

Auch diese Stufe des binokularen Sehens kann am Synoptophor diagnostiziert werden, und zwar erhalten die Augen diesmal ungleiche Bilder (das klassische Beispiel ist der Löwe und der Käfig). Die retinale Korrespondenz wird anhand des binokularen Raumwertes anatomisch korrespondierender Punkte bestimmt.

Normale Netzhautkorrespondenz. Ist der Schielwinkel exakt eingestellt, so daß beide Foveae gereizt werden, sieht der Patient den Löwen im Käfig. Um bei fovealer Suppression die Korrespondenz zwischen beiden Retinae zu demonstrieren, wird ein Bild gewählt, das ein größeres Netzhautareal reizt. Wenn also Suppression die Diagnose der simultanen fovealen Perzeption verhindert, werden Bilder von makulärer und schließlich paramakulärer Größe angeboten. Auf diese Weise ist die Orthoptistin in der Lage, die normale Netzhautkorrespondenz als simultane foveale, makuläre oder paramakuläre Perzeption zu spezifizieren.

Mangelnde Netzhautkorrespondenz liegt vor, wenn die beständige Suppression eines Bildes die Überlagerung beider Eindrücke verhindert.

Anomale Netzhautkorrespondenz. Die drei gebräuchlichsten Untersuchungsmethoden sind das Synoptophor, der Nachbildversuch nach HERING und der Bagolini-Test. Die erstgenannte wird wohl am häufigsten angewendet, da sie unkompliziert ist und in den meisten Fällen zu richtigen Ergebnissen führt. Die beiden weiteren Methoden sind möglicherweise noch akkurater, erfordern aber subjektive Angaben und gute Mitarbeit von Seiten des Patienten, die von Kindern nicht immer erwartet werden kann.

Das Synoptophor. Zuerst wird der objektive Schielwinkel genau gemessen. Da jetzt beide Foveae gleichzeitig gereizt werden, müßte das Ergebnis die Lokalisation „geradeaus" sein, der Löwe also im Käfig gesehen werden. Besteht jedoch der Patient darauf, daß die Bilder nur in einem kleineren Winkel überlagert werden können, basiert die retinale Korrespondenz offensichtlich nicht auf einer foveofovealen Beziehung.

Von einem *Anomaliewinkel* spricht man, wenn der objektive – also der tatsächliche Schielwinkel – nicht mit dem subjektiven Winkel – den der Patient einstellt – übereinstimmt.

Anomale Netzhautkorrespondenz ist von einem Anomaliewinkel gekennzeichnet, der mehr als 5° beträgt, da die Fovea eines Auges in Verbindung mit einem peripheren Areal im anderen Auge gebraucht wird. Dieser Anomaliewinkel vergrößert sich mit zunehmender Entwicklung der anomalen Netzhautkorrespondenz, bis er schließlich, bei harmonischer anomaler retinaler Korrespondenz, die Größe des objektiven Winkels erreicht hat.

In Abb. 20a wird gezeigt, wie die Arme des Synoptophors auf den Schielwinkel eingestellt sind, so daß beide Foveae stimuliert werden. Bei normaler Netzhautkorrespondenz resultiert daraus die Projektion geradeaus, so daß der Löwe im Käfig erscheint; bei anomaler Netzhautkorrespondenz werden die Bilder hingegen ge-

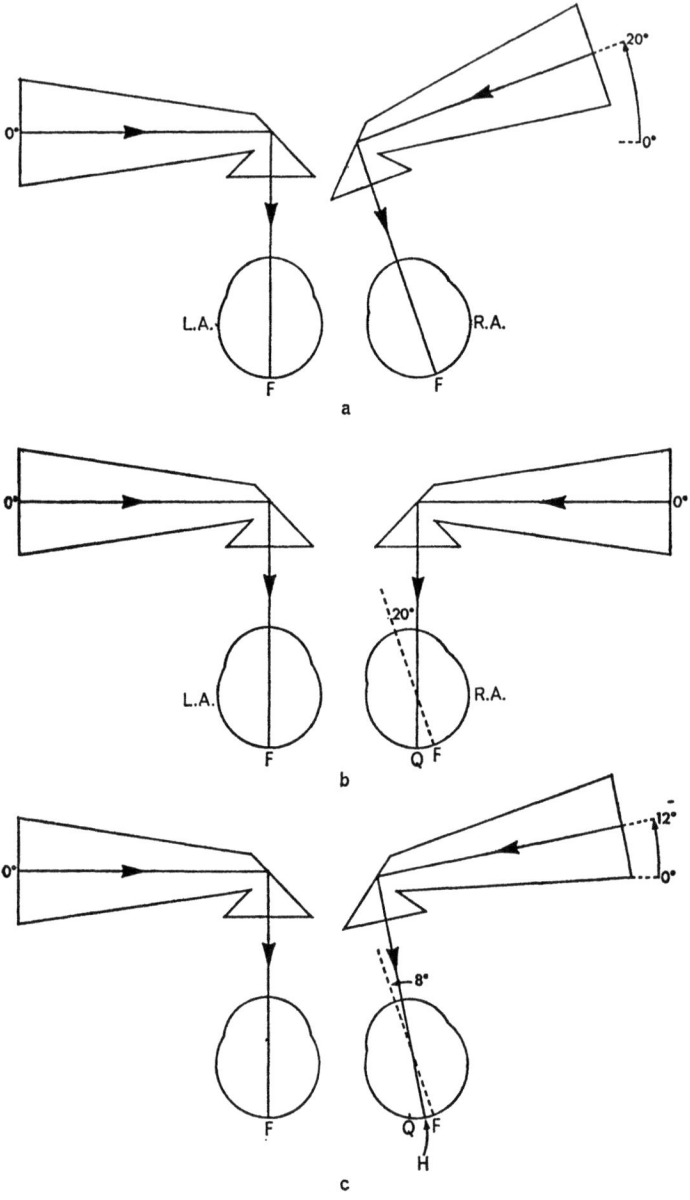

Abb. 20. Anomaliewinkel

trennt wahrgenommen, da die Foveae nicht mehr denselben Raumwert besitzen.

In Abb. 20b stellt der Patient seinen subjektiven Winkel bei 0° ein, so daß jetzt das periphere Netzhautelement Q im rechten Auge gemeinsam mit der Fovea im linken Auge stimuliert wird. Harmonische anomale Netzhautkorrespondenz liegt vor, wenn jetzt beide Bilder überlagert gesehen werden. Liegt also der objektive Winkel bei +20° und der subjektive Winkel bei 0°, beträgt der Anomaliewinkel (die Differenz zwischen beiden Winkeln) 20° und ist demnach mit dem objektiven identisch.

In Abb. 20c hat der Patient einen subjektiven Winkel eingestellt, der zwischen 0° und dem objektiven Winkel = +20° liegt. Die Überlagerung der Bilder kommt durch den Gebrauch von H im rechten Auge, einem Netzhautelement zwischen der Fovea und der endgültigen Pseudomakula Q gelegen, zustande. Der Schielwinkel beträgt also +20° und der subjektive Winkel 12°, woraus sich ein Anomaliewinkel von 8° ergibt – das Beispiel einer inharmonischen anomalen Netzhautkorrespondenz.

Es können aber noch verschiedene andere Gründe für einen Anomaliewinkel verantwortlich gemacht werden, und es ist deshalb ein Irrtum, anzunehmen, jeder Anomaliewinkel sei gleichbedeutend mit anomaler Netzhautkorrespondenz.

So kann z. B. zentrale Suppression die Überlagerung der Bilder verhindern und einen unsteten Anomaliewinkel von 1–3° verursachen.

Eine akkommodative Komponente zeigt die Tendenz, bei längerer Fixation eine konvergente Abweichung zu vergrößern und so einen Konvergenzwinkel bei der objektiven Messung stärker erscheinen zu lassen als im freien Raum. Der Unterschied kann bis zu 20° betragen; eine erfahrene Orthoptistin wird jedoch die Schwankungen der Deviation mit wechselnder Akkommodation richtig zu deuten wissen.

Fixationsdisparität wird durch einen kleinen, immer gleichbleibenden Anomaliewinkel von 1–2° charaktersiert, der damit zu erklären ist, daß die Fovea eines Auges in Verbindung mit einem Punkt innerhalb des Panumschen Areals im anderen Auge steht.

Der Heringsche Nachbildversuch (auch nach BIELSCHOWSKY benannt). Anomale Netzhautkorrespondenz kann auch mit Hilfe von Nachbildern demonstriert werden. Beide Augen werden abwechselnd einer hellen, stabförmigen, zentral ausgesparten Lichtquelle ausgesetzt.

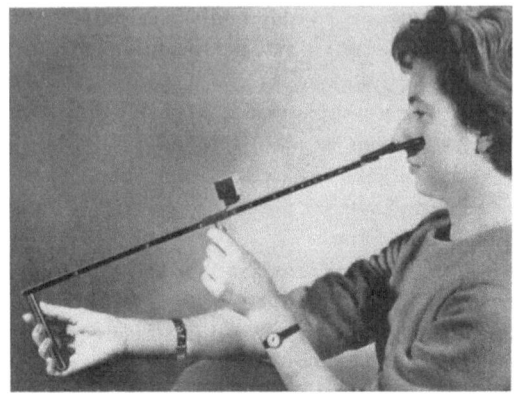

Bild I. R. A. F Nahprüfgerät

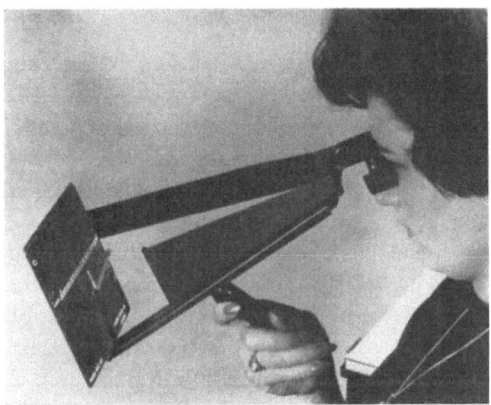

Bild II. Maddox Wing

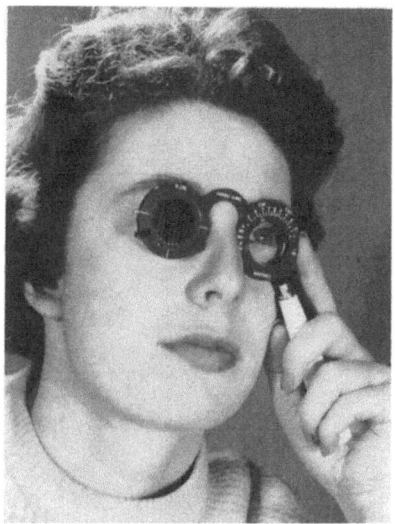

Bild III. Maddox Handgestell

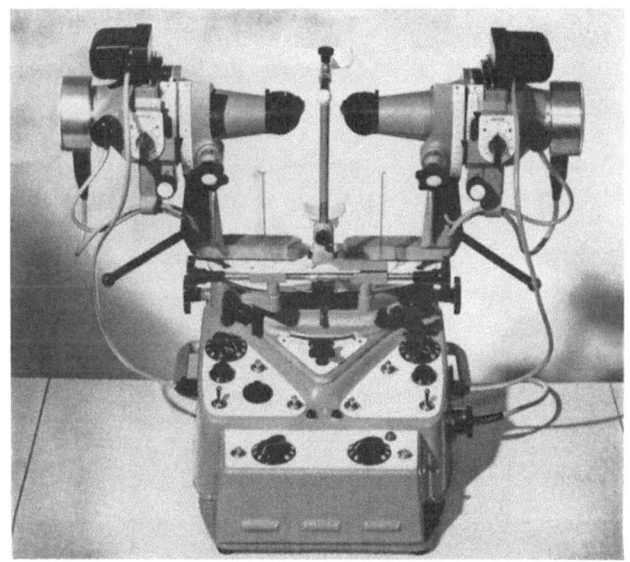

Bild IV. Synoptophor

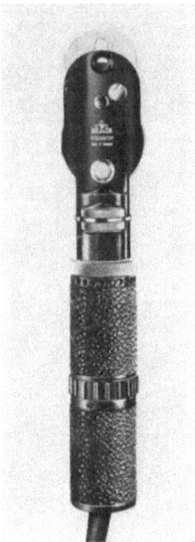

Bild V. Visuskop

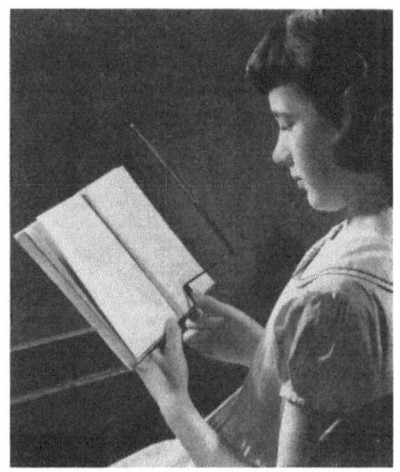

Bild VI. Lesestab

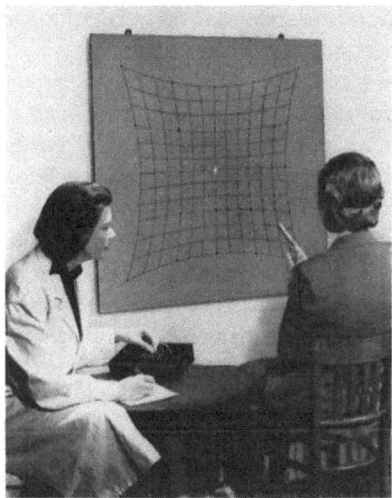

Bild VII. Hess-Schirm

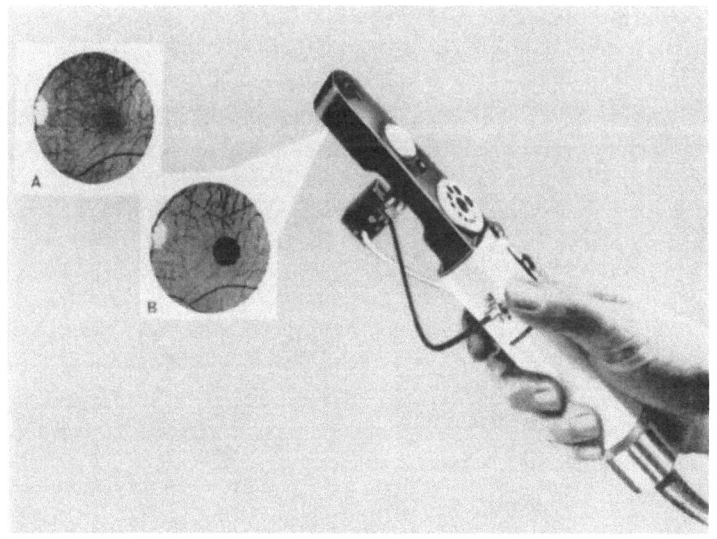

Bild VIII. Projektoskop
A. Stern fällt auf exzentrischen Punkt
B. Scheibe schirmt die Fovea ab

Zur Reizung des normalerweise führenden Auges wird das Licht in die horizontale, zur Reizung des anderen Auges in die vertikale Lage gebracht, während der Patient die zentrale Aussparung, meistens in Form eines roten Punktes, foveal fixiert. Er wird dann gebeten, die Augen zu schließen und Angaben über das entstandene Nachbild zu machen. Da jede Fovea von dem zentralen Punkt gereizt wurde, muß das Nachbild bei normaler Netzhautkorrespondenz die Form eines Kreuzes -¦- annehmen. Die horizontale und vertikale Linie strahlen von dem zentralen Punkt aus, der von beiden Foveae wahrgenommen wird. Bei anomaler Netzhautkorrespondenz ist der Raumwert beider Foveae nicht mehr derselbe, und die Zentren der Nachbilder erscheinen an zwei verschiedenen Stellen. Im Falle eines Strabismus convergens dexter wird das Nachbild deshalb so ¦- -, und beim Strabismus convergens sinister so - -¦ wiedergegeben, da das schielende Auge immer vom vertikalen Lichtstrich stimuliert wird. Strabismus divergens wird nur selten von anomaler Netzhautkorrespondenz begleitet. Bei einem Strabismus divergens dexter würde das Nachbild diese - -¦ und bei Strabismus divergens sinister diese ¦- - Form annehmen.

Die Untersuchungsergebnisse des Nachbildungsversuchs und des Synoptophors fallen manchmal verschieden aus, da sich beim Nachbildversuch anomale retinale Korrespondenz erst dann zeigt, wenn keine Spuren einer normalen Netzhautkorrespondenz mehr vorhanden sind. Beim Synoptophor hingegen können anomale Reaktionen auch schon im Frühstadium der Entwicklung einer anomalen Korrespondenz beobachtet werden.

Das Testgerät ist in mehreren Ausführungen erhältlich. Die gebräuchlichsten sind das Elektronenblitzgerät, mit dem wegen der hohen Lichtintensität ein Augenblickseffekt erzielt wird, und die Vorrichtung im Synoptophor. Bei der letztgenannten Methode entsteht zwar das Nachbild nicht so plötzlich; sie hat aber den Vorteil, daß auch eine Flackereinrichtung betätigt werden kann, wodurch die Wahrnehmung des Nachbildes erleichtert wird.

Lichtschweiftest von Bagolini. Beide Linsen sind aus Zylindern zusammengesetzt, die ein punktförmiges Licht in einen Strich umwandeln – ähnlich wie der Maddox-Stab. Die Achsen der Zylinder vor beiden Augen stehen im rechten Winkel zueinander, so daß bei der

Betrachtung eines punktförmigen Lichtes ein Kreuz wahrgenommen wird. Es empfiehlt sich, die Achsen so zu stellen, daß ein Andreaskreuz entsteht. Auf diese Weise werden den Augen zwei ungleiche Bilder dargeboten. Die Bildtrennung erfolgt aber nicht durch Farben oder Okklusion, so daß die Diagnose unter natürlichen Sehbedingungen gestellt werden kann.

Eine harmonische anomale Netzhautkorrespondenz äußert sich in einem symmetrischen Kreuz mit dem Licht im Zentrum. Dasselbe Ergebnis zeigt sich auch beim binokularen Einfachsehen; im ersten Fall ist jedoch eine manifeste Abweichung vorhanden, was ein Beweis dafür ist, daß die Fovea eines Auges in Verbindung mit einem extramakulären Punkt im anderen Auge steht.

Ein Patient mit inharmonischer anomaler Netzhautkorrespondenz benötigt, um ein Kreuz zu sehen, ein Prisma von geringerer Stärke als es zur Korrektur der Abweichung erforderlich wäre, während Patienten mit normaler retinaler Korrespondenz ein Kreuz erst dann wahrnehmen, wenn die gesamte Abweichung auskorrigiert ist.

Weitere klinische Merkmale einer anomalen Korrespondenz sind: Restamblyopie des schielenden Auges (ca. zwei Reihen Visusdifferenz zum Führungsauge), manchmal schwache Fusion im Anomaliewinkel und gelegentlich Stereopsis. Am Abdecktest zeigt sich der dafür typische Strabismus convergens unilateralis, da bei Okklusion des führenden Auges mit der Fovea des anderen fixiert wird.

Fixationsdisparität. Ihre Diagnose ergibt sich aus mehreren charakteristischen Befunden.

Abdecktest. Das Ergebnis ist einzigartig, und seine Durchführung erfordert große Sorgfalt, damit die Diagnose nicht übersehen wird. Der erste Teil des Abdecktests (Kapitel II) besteht in der Kontrolle der bifovealen Fixation. In diesem Fall beobachtet man eine minutiöse Bewegung eines Auges nach außen zur Aufnahme der fovealen Fixation, wie bei einem sehr geringen manifesten Strabismus. Diese Bewegung beträgt nur 1–2° und kann dem Untersucher entgehen, wenn er nicht im Moment der Dissoziation das freie Auge besonders scharf beobachtet; eine Okklusionskarte erleichtert den Vorgang, und die Einstellbewegung wird eher erkannt, wenn der Limbus gegen die oberen Zilien beobachtet wird. Sollte das soeben erwähnte Symptom gesehen werden, gilt es nun herauszufinden, ob es sich hier um ein manifestes Schielen oder um Fixationsdisparität handelt.

Zur weiteren Klärung wird dann das Auge, das die Einstellbewegung ausführte, okkludiert und der Abdecktest wie bei einer Hterophorie fortgeführt. Das Ergebnis ist eine mäßige latente Konvergenz mit einer meist raschen Wiederherstellung. Beim Abdecken des anderen Auges stellt sich aber heraus, daß die Wiederherstellung unvollständig war und daß die sehr geringe Einstellbewegung zur fovealen Fixation fortbesteht. Dieser charakteristische Abdecktest einer latenten Konvergenz mit partieller Wiederherstellung ist unilateral, also nur im Auge mit der Fixationsdisparität sichtbar. Das andere Auge zeigt eine vollständige Wiederherstellung zur fovealen Fixation.

Der Visus. Meistens ist das betroffene Auge geringgradig amblyop und zeigt an der Sehprobentafel ca. eine Linie Differenz zum Führungsauge.

Binokulare Untersuchungen. Die Ergebnisse beim Worth-Test und beim Hindernislesen kommen denen beim binokularen Einfachsehen gleich, wenn auch während ihrer Durchführung wieder der „Ruck" demonstriert werden kann.

Das Synoptophor. Die Disparität ist auch hier anhand eines Anomaliewinkels von 1–2° ersichtlich, der dadurch zustandekommt, daß für die monokulare Fixation während der objektiven Messung die Fovea, bei der subjektiven Einstellung jedoch ein juxtafovealer Punkt innerhalb des Panumschen Raums benutzt wird. Fusion und Stereopsis sind gewöhnlich gut entwickelt.

Weitere Untersuchungsmethoden

Die bisherigen Ausführungen haben Aufschluß über den Typ der Abweichung, die Fixation, den Schielwinkel und die Binokularfunktionen gegeben. Wenn sich beim Abdecktest dauerndes oder intermittierendes binokulares Einfachsehen herausgestellt hat, sind bei einem Schulkind weitere Tests angezeigt, aus deren Ergebnissen zu ersehen ist, unter welchen Umständen die binokulare Fixation aufrechterhalten werden kann. Dazu gehört der binokulare Visus und die Fähigkeit zum Hindernislesen. In allen Fällen – ob nun binokulares Einfachsehen oder ein manifestes Schielen vorliegt – sollte auch die Konvergenz geprüft werden.

Der binokulare Visus. (Anm. d. Übers.: Gemeint ist hier nicht nur der Visus mit beiden Augen, sondern vielmehr der Visus unter Beibehaltung des binokularen Einfachsehens.) Der Patient wird aufgefordert, in der Nähe und Ferne die Optotypen der Sehprobentafel fortlaufend zu lesen, während der Abdecktest wiederholt durchgeführt wird, um das Erhaltenbleiben des binokularen Einfachsehens bestätigt zu wissen. Die Qualität des binokularen Visus sollte der des monokularen im schlechteren Auge entsprechen. Es wird aber häufig die Beobachtung gemacht, daß der Abdecktest bei Fixation eines Lichtes binokulares Einfachsehen ergibt, da hierbei keine Akkommodation in Anspruch genommen wird. Da aber das Lesen der Sehprobentafeln mit einem Akkommodationsimpuls verbunden ist, offenbart sich unter diesen Bedingungen evtl. eine manifeste Abweichung, so daß der binokulare Visus die 6/6-Grenze nicht erreicht. Daraus folgt, daß der Patient bei bestimmten Betätigungen – z. B. in der Schule – schielt und entweder doppelt sieht oder – wahrscheinlicher – das Bild eines Auges supprimiert.

Hindernislesen. Dieser Test beruht auf physiologischer Diplopie. Ein Lesestab (Bild VI, S. 84) wird vor das Buch gehalten, und der Patient wird aufgefordert, fortlaufend zu lesen, während sein Kopf absolut ruhig bleiben muß. Um eine ganze Reihe fortlaufend erkennen zu können, ist es erforderlich, den Stab physiologisch doppelt zu sehen. Manchmal geben die Patienten an, nur einen Stab zu erkennen, der aber, da er „durchsichtig" ist, keinen Buchstaben blokkiert. Anderenfalls wird das Schriftbild nicht binokular gelesen. Dieser Test ist genauer als die bloße Untersuchung des binokularen Visus, da der Stab ein nur noch eben mögliches binokulares Einfachsehen unterbrechen kann. Wenn kleine Schrift mit dem Stab fließend gelesen werden kann, ist das ein Zeichen für sehr stabiles binokulares Einfachsehen; anderenfalls muß mit der Gefahr der Dekompensation gerechnet werden.

Konvergenz. Bei der Untersuchung des Schielens sollte auch die Konvergenz geprüft werden. Hierfür eignet sich das sogenannte R.A.F.-Gerät oder auch ein anderes Nahprüfgerät.

Fälle mit konstantem Strabismus:

a) Wenn nach dem Schnittpunkt der Sehachsen der Eindruck besteht, daß bifoveale Konvergenz stattfindet, sollte dieser Umstand vermerkt werden, da er bei einem noch sehr kleinen Kind manchmal das einzige Anzeichen für eine gute Prognose ist.

b) Schwache Konvergenz oder deutliche Divergenz des schielenden Auges nach dem Schnittpunkt der Sehachsen ist für den operativen Behandlungsplan von Bedeutung, da hier mit der Gefahr der konsekutiven Divergenz gerechnet werden muß.

Fälle mit binokularem Einfachsehen (z. B. rein akkomodativer Strabismus). Der Normalwert des Nahpunktes liegt bei 8 cm oder darüber, und die Konvergenz muß in dieser Stellung beibehalten werden können. Unterwertige Konvergenz sollte behandelt werden, um das Auftreten von späteren Beschwerden zu verhüten.

Funktion der Muskeln

Störungen der konjugierten Augenbewegungen können auf verschiedene Art und Weise diagnostiziert werden.

Motilität. Die Augen werden bei geführten Bewegungen in alle neun Blickrichtungen beobachtet. Der Patient nimmt hierzu seine Brille ab, um dem Beobachter eine bessere Sicht zu gewähren. Eine Taschenlampe eignet sich für diese Untersuchung am besten, da sie Hornhautreflexe erzeugt.

Der Beobachter hält die Lichtquelle in der Primärposition in ca. 33 cm Entfernung und führt sie von da aus in alle Endstellungen. Nach jeder Richtungsänderung sollte man zur Ausgangsstellung zurückkehren, weil dadurch Störungen der Beweglichkeit besser ersichtlich sind. Der Patient folgt diesen Bewegungen mit beiden Augen, wobei der Kopf natürlich absolut ruhig gehalten werden muß, und der Untersucher beobachtet die Lage der Hornhautreflexe. Für die Prüfung der Depression empfiehlt es sich, die Oberlider mit dem Daumen und Zeigefinger leicht zu heben, um einen freieren Blick auf die Augen zu erhalten. Die bloße Beurteilung der Symmetrie der Bewegungen anhand der relativen Stellung der Augen im Vergleich zu den Lidern kann irreführend sein, denn asymmetrische Lidspalten erwecken oft den Anschein einer Störung, die gar nicht besteht. So ist es z. B. möglich, daß ein Epikanthus eine scheinbare Überfunktion der Mm. recti interni, ja sogar eine scheinbare Sursoadduktion verursacht, weil die Hornhaut von der Epikanthusfalte teilweise überdeckt wird.

Die Untersuchung der Motilität in allen Blickrichtungen erlaubt die Funktionsprüfung jedes Muskels (Abb. 21).

Horizontale Bewegungen. Bei *Dextroversion* wird die Funktion des M. rectus internus links und die des M. rectus externus rechts geprüft, bei *Laevoversion* die des M. rectus externus links und des M. rectus internus rechts.

Vertikale Bewegungen. Bei *Elevation* sind die Mm. recti superiores und die Mm. obliqui inferiores gemeinsam tätig und bei *Depression*

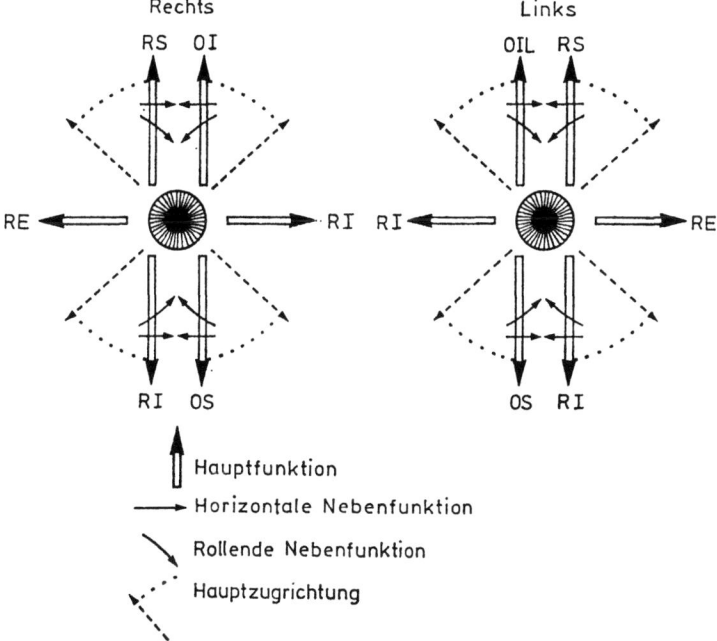

Abb. 21. Schematische Darstellung der Augenbewegungen

die M. recti inferiores und obliqui superiores. Die Prüfung in Elevation und Depression ermöglicht außerdem die Diagnose eines „A"- oder „V"-Phänomens.

Diagonale Bewegungen. Diese Prüfung ist deshalb sehr wichtig, weil sie die Differenzierung zwischen beiden Hebern und Senkern erlaubt. Die Bulbi werden so rotiert, daß nur jeweils einer der beiden Vertikalmotoren in das Gebiet seiner Hauptzugrichtung gelangt. So wird bei *Dextroelevation* die Hauptfunktion des M. rectus superior rechts und die des M. obliquus inferior links geprüft, da der M. obliquus inferior rechts und der M. rectus superior links in dieser Position eine minimale Elevationskraft besitzen. (Die Sekundärfunktionen spielen jetzt allerdings eine größere Rolle.) Bei *Laevoelevation* erfolgt die Untersuchung der Hauptfunktion des M. obliquus inferior rechts und des M. rectus superior links; bei *Laevodepression* die des M. rectus inferior links und des M. obliquus superior rechts. *Dextrodepression* ist das Hauptfunktionsgebiet des M. rectus inferior rechts und des M. obliquus superior links.

Bei der binokularen Motilitätsprüfung kann eine Störung der konjugierten Augenbewegungen entweder anhand einer Überfunktion in einem Auge oder der Unterfunktion im anderen ersehen werden, je nachdem welches Auge fixiert. Die Übernahme der Führung wird von verschiedenen Umständen beeinflußt. So wird häufig die Führung des hypotropen Auges bevorzugt, gleichgültig ob es sich um die Parese eines Hebers oder die eines Senkers im anderen Auge handelt. Der Führung des paretischen Auges kann außerdem der Vorzug gegeben werden, um den Abstand der Doppelbilder zu vergrößern, so daß sie als weniger störend empfunden werden. Schließlich wird das Führungsauge auch oft von den Visusverhältnissen bestimmt, oder die Nase wirkt in der horizontalen Ebene als Okkludor für das adduzierte Auge.

Immer, wenn die Bewegungen nicht symmetrisch erscheinen, kann der Abdecktest in der entsprechenden Position die Vermutung einer Störung bestätigen. Die Unterfunktion des paretischen Muskels offenbart sich, wenn das nicht betroffene Auge fixiert. Übernimmt das paretische Auge die Führung, verursacht die für den paretischen Muskel benötigte zusätzliche Innervation die Überfunktion im okkludierten Auge.

Inkomitanz. Sie rechtfertigt immer die Vermutung auf eine Parese eines äußeren Augenmuskels. Die Abweichung wechselt je nach Blickrichtung und je nachdem, welches Auge fixiert. Inkomitanz zeigt sich beim Abdecktest, der Motilitätsprüfung oder ist so gering ausgeprägt, daß sie nur am Synoptophor demonstrierbar ist. Die horizontalen, vertikalen und Drehelemente der Abweichung können bei Rechts- und Links-Fixation und in allen neun Blickrichtungen gemessen werden. Der größere Winkel zeigt sich meistens bei Fixation mit dem betroffenen Auge. Die Abweichung ist maximal in der Hauptzugrichtung des paretischen Muskels. Bei einer Parese des M. rectus superior rechts z. B. ist der Winkel am größten, wenn das rechte Auge bei Dextroelevation fixiert.

Zur Messung der Abweichung in den neun Hauptblickrichtungen wird die Stellung der Röhren des Synoptophors um jeweils 15° von der Primärposition aus verschoben. **Der Hess-Schirm** (Bild VII, S. 85). Er stellt eine vorzügliche Methode dar, um die Art und das Ausmaß einer Störung des Augenmuskelgleichgewichts graphisch festzuhalten. Sie beruht auf der Bildtrennung durch Farben (oder – bei einem anderen Modell – durch einen Spiegel) und der bimakulären Projektion. Das fixierende Auge wird von einem roten Punkt, das andere von einer grünen Marke gereizt. Der Patient hat nun die Aufgabe, die grüne Marke auf den roten Punkt zu plazieren. Die Untersuchung erfolgt bei Rechts- und Linksfixation und in allen Blickrichtungen. Auf diese Weise wird zur Diagnose des paretischen Muskels vom Heringschen Gesetz der gleichen Innervation Gebrauch gemacht. Der Test ist rein subjektiver Art und setzt normale retinale Korrespondenz voraus. Patienten mit mangelnder Netzhautkorrespondenz sind hierfür ungeeignet, da sie die makulären Bilder nicht überlagern können; desgleichen diejenigen mit anomaler Netzhautkorrespondenz, da das Ergebnis dann ungenau ausfallen muß. Ist die Parese erst kürzlich erworben, stellt diese Vorbedingung kein Problem dar, wohl aber bei schon lange bestehenden Paresen. In diesen Fällen ist die vorherige Überprüfung der Binokularfunktionen am Synoptophor unbedingt indiziert.

Durchführung. Der Patient sitzt 50 cm vom Schirm entfernt, dessen kleine Quadrate in dieser Entfernung einen Winkel von je 5° einnehmen. Die Fixationspunkte des inneren Feldes sind somit je 15°, und die des äußeren Feldes je 30° vom Mittelpunkt entfernt. Der Patient trägt eine Rot-Grünbrille, das rote Glas zuerst vor dem rechten Auge. Das rechte Auge kann nur die roten Punkte auf dem Schirm erkennen und das linke Auge nur die grüne strich- oder ringförmige Marke. Die roten Punkte werden nun an den gewünschten Stellen illuminiert und dem Patienten zur Fixation angeboten, so daß die Innervation der Muskeln beider Augen von der für das rechte Auge mit dem Rot-Glas benötigten bestimmt wird. Der Patient gibt die Stelle auf dem Schirm an, auf den die Fovea des linken Auges gerichtet ist, indem er die grüne Marke auf den roten Punkt setzt.

Wenn sich also das Rotglas vor dem rechten Auge befindet, wird die Bewegung des linken aufgezeichnet, während seine Innervation von der des rechten Auges abhängig ist (Abb. 22). Liegt z. B. eine Parese des M. rectus internus rechts vor, benötigt dieser Muskel zur

Fixationsaufnahme im linken Blickfeldbereich zusätzliche Innervation, die auch dem M. rectus externus links übermittelt wird, was sich in einer Überfunktion äußert. Die grüne Marke peilt deshalb einen Punkt auf dem Schirm an, der außerhalb der normalen Markierung liegt. Wenn nun der M. rectus externus links paretisch wäre, würde das rechte Auge den normalen Reiz benötigen, um diesen Punkt zu fixieren. Dieser Reiz wäre für den paretischen M. rectus externus im linken Auge unzureichend, was sich in einer Unterfunktion äußern

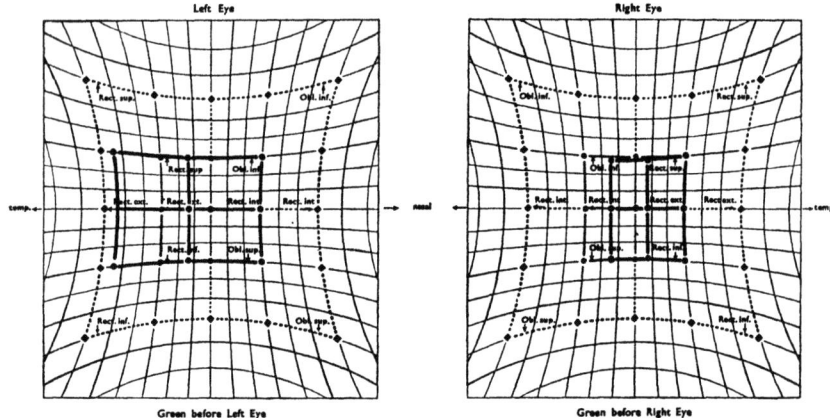

Abb. 22. Darstellung der Parese des M. rectus internus rechts am Hess-Schema

würde; die grüne Marke würde innerhalb der Markierung lokalisiert werden.

Die Ergebnisse werden in das Schema eingetragen und dann die Brillengläser umgewechselt, so daß sich jetzt das rote Glas vor dem linken Auge befindet. Die Untersuchung wird fortgeführt, um bei Linksfixation die Funktion der Muskeln im rechten Auge zu überprüfen. Die Innervation des rechten Auges wird jetzt von der des linken Auges bestimmt.

Die Auswertung der Ergebnisse geschieht, indem die beiden Schemen miteinander verglichen werden. Aus dem bisher Gesagten wird klar, daß das eingeschränkte, kleinere Feld dem Auge mit dem paretischen Muskel gehört. Das andere Feld ist vergrößert und zeigt die Überfunktion. Am kleineren Feld ist die markanteste Einschränkung in Richtung der Hauptfunktion des paretischen Muskels zu sehen. Da die Funktion aller Muskeln auf dem Schema aufgeführt ist, sollte die Diagnose nicht schwer sein. Es ist wichtig, eine Verschiebung des Feldes nicht mit einer Einschränkung oder Erweiterung zu verwechseln. Wenn die vom Patienten angepeilten Quadrate alle gleich groß und nur zur Seite verschoben sind, ist die Abweichung konkomitanter und deshalb nicht paretischer Natur. Auch die Muskelsequenz kann aus dem Schema ersehen werden (Abb. 23). Eine erst kürzlich erworbene Parese zeigt die primäre Parese und die charakteristische, markante Überfunktion des kontralateralen Synergisten. Da die Felder sehr inkomitant sind, sollte die Diagnose ohne Schwierigkeiten gestellt werden können. Die Form der Felder verändert sich jedoch mit dem Hinzutreten der Kontraktur des direkten Antagonisten und der sekundären Hemmung des kontralateralen Antagonisten (Abb. 24). Beide Felder zeigen dann eine Einschränkung in einer bestimmten Richtung, das eine die des primär paretischen Muskels, das andere die des kontralateralen Antagonisten. Außerdem dehnen sich beide Felder in einem bestimmten Bereich aus. Die ursprüngliche Überfunktion des kontralateralen Synergisten tritt etwas zurück, während die des ipsolateralen Antagonisten allmählich auffälliger wird. Die beiden Felder nehmen somit im Laufe der Zeit zunehmend konkomitanten Charakter an, bis schließlich die Ermittlung des primär paretischen Muskels mit erheblichen Schwierigkeiten verbunden ist (Abb. 25).

Unter diesen Umständen, wenn also die muskuläre Umstellung so weit fortgeschritten ist, daß die primäre von der sekundären Parese nicht mehr zu unterscheiden ist, kann die Diagnose anhand der Überfunktion aufschlußreicher sein, denn die Überfunktion des kontralateralen Synergisten verbleibt im allgemeinen etwas auffälliger als die scheinbare Überfunktion des Antagonisten. In Abb. 25 wird gezeigt, daß der M. rectus superior rechts und der M. obliquus superior links gleichstarke Einschränkungen aufweisen, die Überfunktion des M. obliquus inferior links aber etwas deutlicher ist als die des M. rectus inferior rechts. Daraus geht hervor, daß der primär paretische Muskel der M. rectus superior rechts sein muß.

Die Untersuchung am Hess-Schirm bringt aber nicht nur wertvolle Hinweise bei der Erstuntersuchung, sondern eignet sich auch ausnehmend gut zum Vergleich bei Kontrolluntersuchungen; denn dann geht es um die Beurteilung, ob die Parese sich spontan zurückbildet oder (seltener) stärkere Formen annimmt. Durch regelmäßige

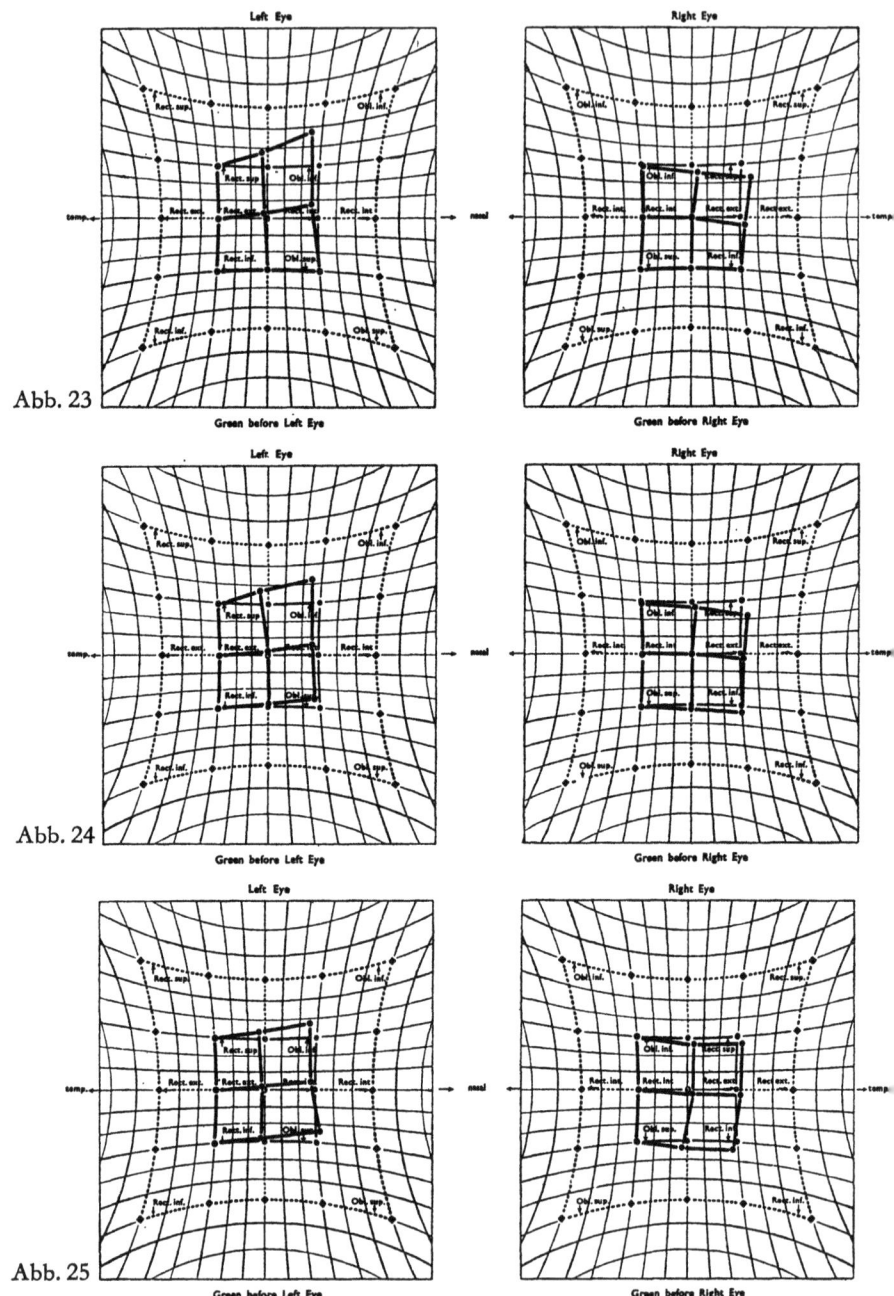

Abb. 23

Abb. 24

Abb. 25

Abb. 23–25. Entwicklung der Konkomitanz

Vergleiche der subsequent eingezeichneten Schemen wird auch die Entscheidung über evtl. einzuschlagende therapeutische Maßnahmen wesentlich erleichtert.

Der Okklusionstest. Ergibt die Untersuchung bei einem Kleinkind mit kongenitalem Strabismus convergens alternans eine ausgeprägte Parese der Mm. recti externi, so empfiehlt es sich, vor der Operation weitere Schritte zu unternehmen, um die Diagnose zu klären. In derartigen Fällen wird häufig die Beobachtung eines dreiteiligen Blickfeldes gemacht (d. h., daß das konvergente rechte Auge im linken und das konvergente linke Auge im rechten Bereich führt), was den Gebrauch der Mm. recti externi unnötig macht. So entsteht aus einer geringfügigen eine scheinbar starke Einschränkung, die aber durch habituellen Nichtgebrauch bedingt ist. Mit der Motilitätsprüfung allein, auch wenn sie monokular durchgeführt wird, ist die Differentialdiagnose oft nicht eindeutig zu stellen.

Aus diesem Grunde sollte ein Auge drei bis vier Tage lang total okkludiert werden. Bei der darauffolgenden Kontrolluntersuchung kann nun die tatsächliche Abduktionskraft des nicht okkludierten Auges ermessen werden. Dieselbe Prozedur wiederholt man am anderen Auge. Anhand der Ergebnisse kann der operative Eingriff wesentlich exakter geplant werden.

Haltungsstörungen

Es kommt leider immer noch vor, daß Mütter ihre Kinder mit einer Gipsmanschette zum Augenarzt bringen, die wegen einem Troticollis angebracht worden war. Die Untersuchung ergibt dann nicht selten die angeborene Parese eines Vertikalmotoren. Der kongenitale Torticollis ocularis ist aber meist von dem nicht okularen zu unterscheiden.

Die Zwangshaltung kann jede der schon beschriebenen Komponenten enthalten; aber auch wenn sie die charakteristischen Merkmale eines orthopädischen Schiefhalses aufweist, nämlich Kinnhebung, Kopfneigung zu einer Schulter und Gesichtsdrehung zur entgegengesetzten Seite, ist die Differenzierung möglich, denn beim Torticollis ocularis kann der Patient seinen Kopf willkürlich gerade halten und ihn in alle Richtungen frei bewegen. Zusätzlich ist die Motilität der Augen eingeschränkt, und der Abdecktest ergibt einen vertikalen Strabismus. Wenn der Torticollis ocularis die Parese völlig kompensiert, besteht in der Zwangshaltung keine manifeste Abweichung; wohl aber, wenn der Kopf gerade gehalten wird. Es besteht aber auch die Möglichkeit, daß die Abweichung durch die Zwangshaltung nicht mehr kompensiert werden kann, so daß sie ständig manifest ist, mit gerade gehaltenem Kopf aber noch deutlicher wird.

Die Untersuchung der Zwangshaltung sollte möglichst unauffällig geschehen, denn es besteht die Gefahr, daß es dem Patienten schwer fällt, die gewohnte Kopfhaltung wieder anzunehmen, wenn er sich beobachtet fühlt. Ein Kind wird am besten stehend beobachtet; erwachsene Patienten sollten keineswegs von der Seite begutachtet werden, sondern müssen dem Untersucher direkt gegenüberstehen.

Eine Gesichtsdrehung kann am leichtesten durch den Vergleich der Perspektive beider Schläfen erkannt werden, eine Brille macht diesen Vergleich noch einfacher. Eine Kopfneigung kann am vertikalen und schrägen Verlauf des Nasenrückens erkannt werden, oder wieder anhand des Brillenrahmens. Eine Kinnhebung entgeht am ehesten der Aufmerksamkeit. Im Zweifelsfalle beobachtet man den Patienten im Profil.

Nach der Analyse der Zwangshaltung folgt der Abdecktest in dieser Stellung und daraufhin vergleichsweise mit gerade gehaltenem Kopf. Wahrscheinlich wird der Patient danach von selbst wieder seine ursprüngliche Zwangshaltung einnehmen, und erst dann ist es erlaubt, ihn darauf aufmerksam zu machen.

Die Wiedergabe der anomalen Kopfhaltung mittels einer Fotografie wäre ideal, es genügt aber auch eine Beschreibung oder eine Zeichnung. Wenn Zweifel darüber bestehen, ob die Parese – und damit die Zwangshaltung – schon seit Kindheit besteht oder erst später erworben wurde, leisten Kinderfotografien eine wertvolle Hilfe.

Schließlich muß noch einmal nachdrücklich vor der Diagnosestellung gewarnt werden, die sich allein auf die Analyse der anomalen Kopfhaltung stützt, da diese häufig nicht oder nur teilweise mit den theoretischen Erwartungen übereinstimmt.

Allgemeiner Untersuchungsvorgang

Alle Patienten müssen sich einer Refraktionsbestimmung und Fundusuntersuchung unterziehen.

Die Aufnahme der Anamnese wird vor Beginn der klinischen Untersuchung vorgenommen. Hier sollte mit besonderem Nachdruck nach dem Alter gefragt werden, in dem das Schielen erstmals bemerkt wurde, nach seiner möglichen Ursache und ob jetzt oder früher zeitweise Parallelität der Sehachsen beobachtet wurde. Eine evtl. frühere Behandlung muß vermerkt werden, desgleichen die Art der evtl. vorhandenen *subjektiven Beschwerden*. Während der Fragestellung kann der Patient hinsichtlich einer *anomalen Kopfhaltung* beobachtet werden.

Daraufhin folgt *der Abdecktest*, denn es ist manchmal vorteilhafter, *die Visusprüfung* erst danach vorzunehmen, so daß das möglicherweise amblyope Auge zuerst getestet werden kann. Es ist nämlich erstaunlich, wieviele Kinder die ersten Buchstaben auswendig hersagen, was die Diagnose einer hohen Amblyopie außerordentlich erschwert. *Der binokulare Visus* sollte im Abstand von 6 m und $^1/_3$ m geprüft werden, und in der Nähe ggf. zusätzlich *das Hindernislesen*.

Als nächstes folgt *die Motilitätsprüfung* mit einer punktförmigen Lichtquelle und die Messung der Konvergenz, sowohl bei manifestem als auch bei latentem Strabismus. Bei Inkomitanz muß *der Diplopietest* durchgeführt werden – unter Angabe des relativen Abstandes der Doppelbilder, des Ortes, wo er am größten ist, und der Feststellung, welchem Auge das entferntest gelegene Bild angehört.

Nun folgt die *Messung der Abweichung* unter Zuhilfenahme der folgenden Methoden:

Prismen-Abdecktest zum Vergleich der Nah- und Ferndeviation.

Synoptophor bei Rechts- und Linksfixation und in allen Blickrichtungen.

Nach Reflexen bei exzentrischer Fixation und bei Kleinkindern.

Die Prüfung der Binokularfunktionen am Synoptophor wird in der folgenden Reihenfolge vorgenommen:

Untersuchung der Korrespondenzverhältnisse.

Im Falle der normalen Netzhautkorrespondenz (a) Prüfung der Fusion und ihres Potentials, (b) Prüfung der Stereopsis. Kann normale Netzhautkorrespondenz nicht mehr nachgewiesen werden, muß (a) das Suppressionsareal und (b) evtl. vorhandene anomale retinale Korrespondenz ermittelt werden.

Ggf. sind *weitere spezielle Untersuchungen* indiziert, wie z. B. der Test am Hess-Schirm, das binokulare Blickfeld, der Worth-Test, der Heringsche Nachbildungsversuch, Bagolini-Test, Fehlgreifen und der präoperative Diplopietest.

7*

Die Visuskopprüfung sollte so spät wie möglich erfolgen, da sie manchmal ein Nachbild erzeugt, das sich ungünstig auf die weiteren Untersuchungen auswirkt. Immer, wenn der Visus die Grenze von 5/10 im amblyopen Auge nicht erreicht, muß die Fixation auf diese Weise diagnostiziert werden.

Von einer qualifizierten Orthoptistin wird erwartet, daß sie mit allen hier aufgeführten Untersuchungsmethoden vertraut ist, mit Ausnahme der Skiaskopie und der Ophthalmoskopie.

Kapitel VIII

Einteilung

In diesem Kapitel soll eine Einteilung der verschiedenen Arten des Schielens, die sich bei der Untersuchung ergeben, versucht werden. Eine strenge Klassifizierung ist zwar nicht möglich, jedoch können viele Schielarten in ganz bestimmte Rubriken eingeordnet werden. Es erscheint uns daher angebracht, die klassischen Typen, denen wir begegnen, zu definieren.

Pseudostrabismus

Verschiedene Faktoren können den Anschein eines Schielens erwecken, wo gar kein Schielen vorliegt, sondern ständiges binokulares Einfachsehen beibehalten wird. In diesen Fällen ist es natürlich äußerst wichtig, daß vor der Entlassung des Patienten Gewißheit darüber besteht, daß es sich hier nur um ein scheinbares, aber kein wirkliches Schielen handelt. Dies ist sowohl durch einen beweiskräftigen Abdecktest als auch durch die Demonstration derjenigen Phänomene möglich, die nur dem binokularen Einfachsehen vorbehalten sind, wie z. B. das Wahrnehmen der physiologischen Diplopie. Kinder sollten so lange laufend beobachtet werden, bis endgültige Klarheit über deren Zustand besteht.

Gesichtsasymmetrie kann, je nach ihren charakteristischen Merkmalen, jede Art von Pseudostrabismus verursachen. Die anderen wesentlichen Faktoren sind:

Pseudokonvergenz. Sie kann folgende Ursachen haben:

Epikanthus ist am häufigsten für eine Pseudokonvergenz verantwortlich zu machen. Über dem inneren Lidwinkel liegt eine Hautfalte (die mit dem Wachstum des Nasenbeins allmählich abnimmt); dadurch wird die Cornea scheinbar nach innen verschoben, und es

entsteht der Eindruck eines Strabismus convergens, der in den horizontalen Endstellungen stärker erscheint, da das adduzierte Auge
hinter der Falte „verschwindet". Asymmetrischer Epikanthus verstärkt den Anschein eines Innenschielens.

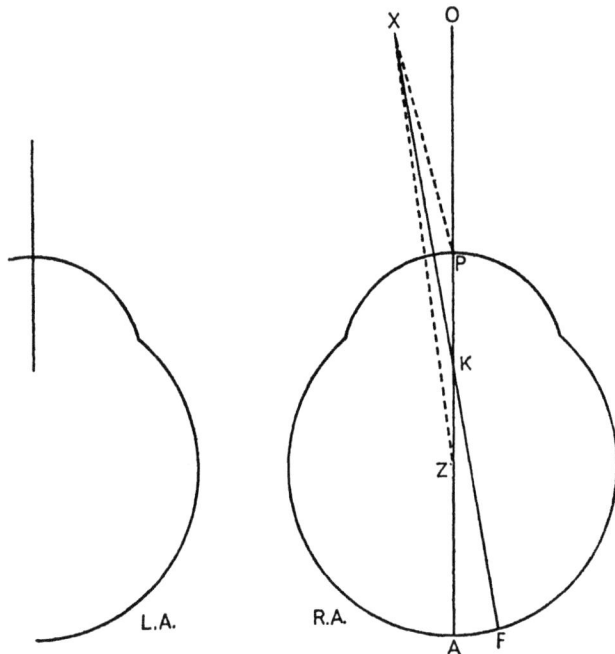

Abb. 26. Winkel *κ*, *α* und *γ*

OA = Optische Achse
XF = Sehachse (X = Fixationsobjekt, F = Fovea)
P   = Zentrum der Pupille
K   = Knotenpunkt
Z   = Zentrum der Rotation
      Winkel *κ* = OPX
      Winkel *α* = OKX
      Winkel *γ* = OZX

Ein negativer Winkel *α* (*γ* oder *κ*) ergibt ebenfalls eine scheinbare konvergente Abweichung (Abb. 26). Die Winkel *α*, *γ* oder *κ*
entstehen dadurch, daß die Makula nicht mit dem hinteren Pol identisch ist, sondern gering temporal davon liegt. Deshalb bildet die
Sehachse, die die Fovea mit dem Fixationsobjekt verbindet, mit der

optischen Achse einen Winkel von ca. 4°. Daraus ergibt sich die etwas nasale Lage des Hornhautreflexes. Wenn die Fovea nach temporal verlagert ist, entsteht ein positiver Winkel α, wenn sie jedoch – was selten vorkommt – nasal liegt, ist er negativ. Die relative Größe der Winkel α, γ und $\varkappa$ ist praktisch dieselbe.

Enge Pupillardistanz und Enophthalmus können ebenfalls eine Pseudokonvergenz hervorrufen.

Pseudodivergenz. Hier kann die Ursache Exophthalmus, weite Pupillardistanz, ein vergrößerter positiver Winkel Alpha – wie oben erwähnt – oder Heterochromie sein (das hellere Auge erscheint divergent).

Pseudohypertropie. Sie kann das Ergebnis einseitiger Ptosis sein.

Pseudohypotropie kann aufgrund eines einseitigen Koloboms entstehen.

Die oben beschriebenen Phänomene können auch ein tatsächlich vorhandenes Schielen verschleiern. So ist es möglich, daß ein geringer Strabismus convergens nicht bemerkt wird, wenn ein positiver Winkel Alpha vorliegt, der das normale Ausmaß überschreitet.

Manifester Strabismus

Die Mehrzahl der Fälle mit Strabismus zeigen eine horizontale Abweichung, wenn auch ein hoher Prozentsatz beide Komponenten – die horizontale und die vertikale – aufweist. Reine Vertikaldeviationen sind selten, was darin begründet ist, daß die Vertikalmotoren neben ihrer Primärfunktion auch Nebenfunktionen haben, nämlich Adduktion bzw. Abduktion und die Verrollung um die Sagittalachse; infolgedessen muß jede Funktionsstörung eine komplexe Auswirkung auf die Augenstellung haben.

Strabismus concomitans

Vertikaldeviationen zeigen nur selten konkomitanten Charakter. In diesem Abschnitt werden deshalb nur horizontale Abweichungen behandelt.

Nicht akkomodativer Strabismus

Er wird durch die Akkommodationsanstrengung nicht beeinflußt; und deshalb verändert sich die Stärke der Abweichung nicht wesentlich durch die Korrektur des Refraktionsfehlers.

Strabismus convergens. Tonischer Strabismus convergens tritt normalerweise konstant auf, wenn man auch gelegentlich intermittierendem Schielen begegnet.

Konstanter Strabismus convergens tritt unilateral oder alternierend auf. Bei alternierendem Strabismus kann sich zwar keine Amblyopie ausbilden, es besteht jedoch die Gefahr, daß das binokulare Sehen degeneriert, wenn nicht eine Frühbehandlung durchgeführt wird. Ein kleiner Prozentsatz der Fälle mit konstantem Strabismus convergens zeigt eine Divergenzschwäche, wobei die Abweichung beim Blick in die Ferne zunimmt.

Intermittierender Strabismus convergens ist relativ selten, und die Ursache ist meistens in einer dekompensierten Esophorie zu suchen. Die Abweichung kann in irgendeiner Entfernung manifest werden.

Strabismus divergens. Man unterscheidet zwischen der konstanten und der intermittierenden Form.

Konstanter Strabismus divergens kann dieselben charakteristischen Merkmale aufweisen, wie sie beim Strabismus convergens beschrieben worden sind. Ist er unilateral, wird sich eine Amblyopie ausbilden, und in allen Fällen geht das binokulare Sehen verloren.

Intermittierender Strabismus divergens. Diese Schielart kommt häufig vor, und ihre Folgeerscheinungen sind wegen des periodischen Charakters der Abweichung nicht in dem Maße signifikant wie bei konstanten Deviationen. Amblyopie kann sich nur langsam ausbilden und nimmt selten stärkere Ausmaße an; die Fusionsfähigkeit bleibt erhalten, wenn auch sehr oft die intensive fakultative Suppression (während die Divergenz manifest ist) das Wahrnehmen der pathologischen Diplopie verhindert.

Unter intermittierendem Strabismus divergens mit *Divergenzexzeß* ist ein Zustand zu verstehen, bei dem der Patient in der Nähe binokulares Einfachsehen beibehält, wohingegen in der Ferne meistens, in weiterer Entfernung immer eine manifeste Divergenz besteht. (Dies kann nur mit Hilfe des Abdecktests demonstriert werden; das Fixierobjekt sollte dabei in mindestens 20 m Entfernung liegen.) Weil im täglichen Leben mehr die Nah- als die Ferneinstellung ge-

braucht wird, zeigt diese Schielart einen besonders langsamen degenerativen Effekt auf die binokularen Funktionen.

Intermittierender Strabismus divergens mit *Konvergenzschwäche*
(in der Nähe tritt eine manifeste Divergenz auf, während in der
Ferne binokulares Einfachsehen erhalten bleibt) wird für gewöhnlich
bei jugendlichen Patienten beobachtet und geht mit dekompensierter
Exophorie einher. Tritt dieser Zustand schon im frühen Kindesalter

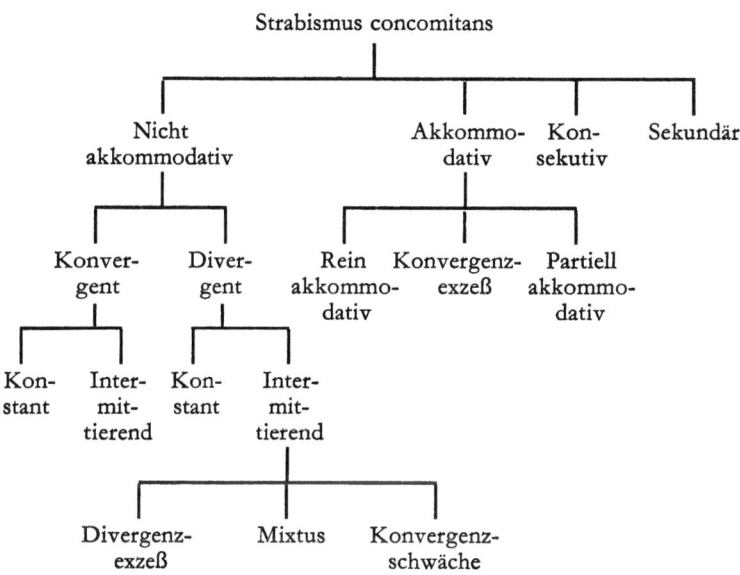

Abb. 27. Strabismus concomitans

in Erscheinung, wird die Auswirkung auf das binokulare Sehen sehr
viel rascher eintreten als beim Divergenzexzeß-Typ, da das Schielen
bei der Naheinstellung manifest wird, also in einem Bereich, der besonders stark in Anspruch genommen wird.

Beim intermittierenden Strabismus divergens vom *gemischten Typ*
kann die Abweichung in jeder Entfernung und zu jeder Zeit manifest
werden. Es ist daher nicht einfach, den Effekt auf die binokularen
Funktionen zu vereinheitlichen, wenn auch natürlich die intermittierende Natur des Schielens beweist, daß die Fusionskraft erhalten
geblieben ist.

Akkommodativer Strabismus

Er wird von der Akkommodationsanstrengung beeinflußt, verändert sich also in der Stärke wesentlich beim Betrachten eines nahen Gegenstandes oder nach Korrektur des Refraktionsfehlers. *Eine myopische Korrektur* wird eine divergente Abweichung verringern oder eine konvergente vergrößern. Es sind Fälle bekannt, die mit Brille binokulares Einfachsehen und ohne Brille eine manifeste Divergenz aufweisen.

Eine hyperopische Korrektur wird ein konvergentes Schielen verringern oder ein divergentes vergrößern; und eine konvergente Abweichung nimmt beim Blick in die Nähe zu.

Rein akkommodativer Strabismus. Dies ist ein Zustand, bei dem mit der hyperopischen Korrektur binokulares Einfachsehen beibehalten wird, das aber beim Abnehmen der Brille in ein manifestes Konvergenzschielen übergeht. Die Amblyopie ist nur geringgradig, die Fusion gut. Solange die Brille ständig getragen wird, kann sich die Reflexentwicklung normal fortsetzen, so daß die Behandlung mit dem Ziel, die Kontrolle der Abweichung ohne Brille zu erreichen, ohne Risiko verschoben werden kann, bis eine ausreichende Mitarbeit des Kindes gewährleistet ist.

Akkommodativer Strabismus mit Konvergenzexzeß. Hierbei bleibt binokulares Einfachsehen nur in der Ferne mit der hyperopischen Korrektur erhalten, während in der Nähe trotz Brille eine manifeste Abweichung auftritt (gelegentlich wird diese Form der Abweichung auch bei Emmetropie beobachtet). Obwohl natürlich das Beibehalten des binokularen Einfachsehens in der Ferne zeigt, daß von der Fusion Gebrauch gemacht wird, findet man bei diesen Patienten Amblyopie mäßigen Grades und verringerte Fusionskraft vor. Die Behandlung kann deshalb nicht so risikolos aufgeschoben werden wie beim rein akkommodativen Strabismus.

Partiell akkommodativer Strabismus. Hier besteht ohne Brille eine manifeste Konvergenz, die durch das Tragen einer hyperopischen Korrektur wesentlich verringert, jedoch nicht eliminiert wird. Es handelt sich also hier um ein konstantes Schielen, das als Folgeerscheinung die typischen Begleitsymptome, wie z. B. Amblyopie höheren Grades zeigt; die Fusionskraft läßt während der Dauer des Schielens nach. Eine Behandlung ist deshalb dringend erforderlich, wenn sich normale binokulare Funktionen wieder einstellen sollen.

Konsekutiver Strabismus

Hier ist die Richtung der Abweichung entgegengesetzt zur ursprünglichen Richtung; so entsteht z. B. ein konsekutiver Strabismus divergens aus einem Strabismus convergens. Konsekutive Divergenz oder konsekutive Konvergenz kann nach einer Schieloperation auftreten; möglicherweise ist aber die konsekutive Divergenz auch die natürliche Folgeerscheinung eines schon lange bestehenden Schielens, da die Tendenz der Sehachsen zur Divergenz im Laufe des Lebens allmählich zunimmt.

Sekundärer Strabismus

Der auslösende Faktor ist hier in einer pathologischen Veränderung im Bereich der Augen zu suchen. Ein sekundärer Strabismus divergens tritt z. B. häufig nach Erblindung eines Auges auf.

Strabismus incomitans

Horizontaler Strabismus incomitans

Horizontaler Strabismus incomitans tritt kongenital oder erworben auf. Letzterer beschränkt sich fast ausschließlich auf Paresen des M. rectus externus – mit Ausnahme der Läsionen des N. Oculomotorius – und kann, wenn geringgradig, durch eine Gesichtsdrehung kompensiert werden. Kongenital ist dieser Zustand entweder durch eine Augenmuskelparese bedingt (wobei wieder der M. rectus externus besonders leicht betroffen wird), oder tritt als Folgeerscheinung einer muskulo-faszialen Anomalie, z. B. Duanesches Retraktions-Syndrom, auf.

Vertikaler Strabismus incomitans

Hier unterscheidet man die primäre und die sekundäre Form.
Primär vertikaler Strabismus. Die Störung eines oder mehrerer Vertikalmotoren verursacht eine Vertikaldeviation. Sie kann kongenital oder erworben auftreten.

Kongenitaler vertikaler Strabismus entsteht aufgrund einer Muskelparese oder einer muskulo-faszialen Anomalie.

Paretischer Strabismus. Patienten dieser Kategorie werden in drei Hauptgruppen eingeteilt:

1. Jene mit stark ausgeprägter *Sekundär-Horizontaldeviation,* die häufig mit einer Hyperopie einhergeht.

2. Jene mit einer *isolierten Muskelparese,* die nur die typische Sekundär-Horizontaldeviation aufweisen. Diese Fälle können auch

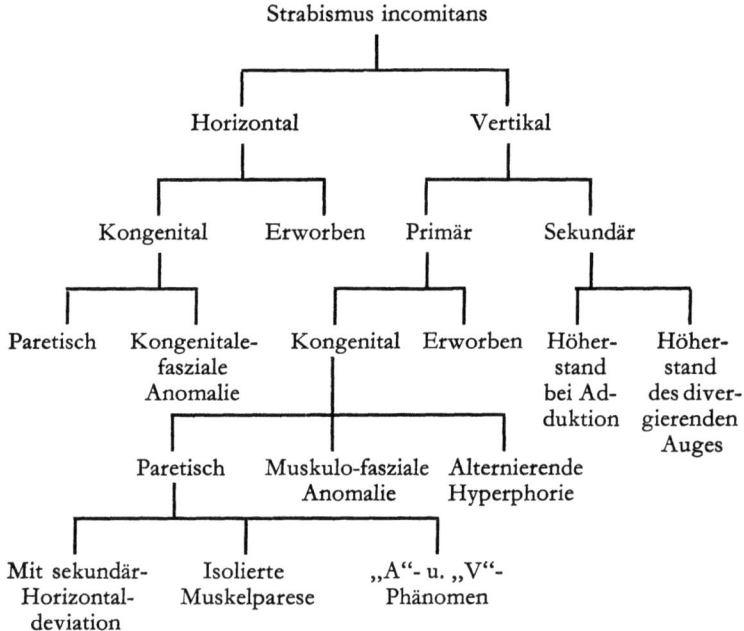

Abb. 28. Strabismus incomitans

mit okulärem Schiefhals einhergehen. Ein Torticollis ocularis ist ein im frühen Kindesalter erworbener Zustand, bei dem eine kompensatorische Kopfhaltung eingenommen wird, um die Entwicklung des binokularen Einfachsehens zu ermöglichen.

3. Jene mit dem „*A*"- *und* „*V*"-*Phänomen.* Man ist der Ansicht, daß hier primär eine Einschränkung der Vertikalmotoren vorliegt, meistens bilateral, manchmal auch unilateral. Die sich dadurch ergebende Abweichung ist jedoch keineswegs charakteristisch für einen primär vertikalen Strabismus, da die Größe der Abweichung bei

Elevation und Depression mehr in der horizontalen als in der vertikalen Ebene wechselt. Man erklärt sich diese Tatsache damit, daß die sekundären (horizontalen) Funktionen der Muskeln betroffen sind. Aus demselben Grunde ist auch die horizontale Komponente des Schielens von Bedeutung, während die vertikale Abweichung nur geringfügig ist.

Das „V"-Phänomen mit einem Strabismus convergens wird der Tatsache zugeschrieben, daß die Mm. obliqui superiores eingeschränkt sind, was eine vermehrte Konvergenz bei Depression und eine geringere Abweichung bei Elevation zur Folge hat. Dies ist auf die verminderte Abduktionskraft der Mm. obliqui superiores und die dadurch vermehrte Adduktion der Mm. recti inferiores zurückzuführen.

Beim „A"-Phänomen mit einem Strabismus convergens besteht eine stärkere konvergente Abweichung bei Elevation als bei Depression. Man ist der Annahme, daß hier eine Einschränkung im Aktionsbereich eines oder beider Mm. obliqui inferiores zugrundeliegt, was eine herabgesetzte Abduktion bei Elevation und verstärkte Adduktion der Mm. recti superiores verursacht.

Das „V"-Phänomen mit einem Strabismus divergens ist durch die Zunahme der Abweichung bei Elevation und der Abnahme bei Depression charakterisiert. In derartigen Fällen ist die Ursache eine Störung im Wirkungsbereich des M. rectus superior, was eine eingeschränkte Adduktion bei Elevation mit einer vermehrten Abduktion des M. obliquus inferior zur Folge hat.

Beim „A"-Phänomen mit einem Strabismus divergens sieht man eine stärkere Divergenz bei Depression und eine relativ geringere Abweichung bei Elevation. Der Grund ist in der gestörten Funktion des M. rectus inferior zu suchen, was in einer geschwächten Adduktion bei Depression und einer verstärkten Abduktion der M. obliqui suberiores resultiert.

Die „A"- und „V"-Phänomene gehen eher mit manifestem Schielen als mit einer Heterophorie einher, obwohl Fälle beobachtet worden sind, die in der Stellung der minimalen Abweichung binokulares Einfachsehen und außerhalb dieses Bereiches eine manifeste Abweichung aufweisen. Unter diesen Umständen ist eine kompensatorische Kinnhebung oder -senkung möglich.

Muskulo-fasziale Anomalien. Ein primär vertikaler Strabismus kann durch eine die Vertikalmotoren betreffende Anomalie entstehen. Ein Beispiel hierfür ist das Tendon-Sheath-Syndrom.

Alternierende Hyperphorie ist dadurch gekennzeichnet, daß bei Dissoziation das jeweils nicht führende Auge zunehmend nach oben abweicht und nach Beendigung der Dissoziation zur Ausgangsstellung zurückkehrt.

Erworbene vertikale Abweichungen. Die Parese eines oder mehrerer Vertikalmotoren hat einen erworbenen vertikalen Strabismus zur Folge. Das sich dadurch ergebende klinische Bild wird von dem betroffenen Muskel, dem Ausmaß der Parese und der Zeitspanne seit dem Auftreten der Parese bestimmt.

Sekundär vertikaler Strabismus. Er tritt als Folgeerscheinung einer manifesten horizontalen Abweichung auf und unterscheidet sich vom primär vertikalen Strabismus durch mehrere Faktoren. Die horizontale Komponente überwiegt gegenüber der vertikalen, und eine anomale Kopfhaltung kommt selten vor. Auch besteht keine Einschränkung in der Hauptzugrichtung eines der Vertikalmotoren – eine Überfunktion ist möglich, die aber nicht mit der Unterfunktion eines Synergisten einhergeht.

Höherstand bei Adduktion. Dies ist die am häufigsten zu beobachtende Form des sekundär bedingten vertikalen Strabismus. Sie tritt beim Blick zur Seite in Erscheinung. Während das abduzierende Auge fixiert, eleviert das adduzierte Auge. Wenn diese Überfunktion des M. obliquus inferior nicht das Ergebnis einer Einschränkung des kontralateralen M. rectus superior oder des ipsolateralen M. obliquus superior ist, kann sie offenbar nicht paretischen Ursprungs sein, sondern tritt sekundär als Folge des Strabismus convergens auf. CHAVASSE erklärt sich dieses Phänomen dadurch, daß bei Adduktion der M. obliquus inferior mechanisch gesehen im Vorteil gegenüber dem M. obliquus superior ist, was durch die Tatsache erhellt wird, daß der M. obliquus inferior einen Winkel von 50° mit der Sagittalachse bildet, der M. obliquus superior hingegen 55°. Außerdem ist er kürzer als der M. obliquus superior.

Ein Höherstand bei Abduktion kann sich in Fällen mit lange bestehendem, starkem Strabismus convergens so manifestieren, daß eine geringe vertikale Komponente beim horizontalen Strabismus permanent bestehen bleibt.

Höherstand des divergierenden Auges. Dieses ebenfalls häufig zu sehende Krankheitsbild trifft man hauptsächlich beim Strabismus divergens an. Es ist in der physiologischen Tendenz der Augen, in der Divergenzstellung zu elevieren, begründet.

Kapitel IX

Faktoren, die die Prognose beeinflussen

Die sorgfältige Auswahl der Fälle, die für eine Behandlung geeignet sind, ist eine der wichtigsten ärztlichen Aufgaben, und so ist auch die exakte Beurteilung der Faktoren, die die Prognose in Fällen des Schielens beeinflussen, äußerst wesentlich. Bevor jedoch diese Fakten näher erläutert werden, ist es wichtig, über die Voraussetzungen im Bilde zu sein, die erfüllt werden müssen, bevor ein Patient als orthoptisch geheilt entlassen werden kann.

Um dieses Ziel zu erreichen, sollte der Patient – nach Korrektur des Brechungsfehlers – in der Lage sein, beschwerdefreies binokulares Einfachsehen in allen Entfernungen und Blickrichtungen und ohne Zwangshaltung aufrechterhalten zu können. Im Falle einer Hyperopie sollte die binokulare Fixation auch dann beibehalten werden können, wenn die Korrektur um 3 D abgeschwächt wird. Einige Tests sind für den Nachweis dieser Erfordernisse von besonderer Bedeutung.

Beim Abdecktest sollte sich nach Wegnahme des Okkludors eine schnelle Wiederherstellung zum binokularen Einfachsehen zeigen.

Nach Ausgleich eines etwa vorhandenen Brechungsfehlers sollte der binokulare Visus in der Nähe und Ferne dem monokularen Visus des schwächeren Auges gleichkommen, und der Patient sollte Nieden V oder eine Schriftgröße, die der Sehschärfe des schwächeren Auges entspricht, hindernislesen können. Beim Vorliegen einer Hyperopie sollte der binokulare Visus auch dann nicht an Qualität verlieren, wenn die Brille um 3 D abgeschwächt wird.

Der Patient sollte in der Lage sein, bis zu einem Abstand von 8 cm und darüber hinaus zu konvergieren und diese Stellung beizubehalten.

Dieser Standard stellt den Leitfaden für die Behandlung des Schielens dar und sollte bei der Prognosestellung stets Berücksichtigung finden.

Leider erreicht ein erheblicher Prozentsatz aller Fälle dieses Ziel nicht. Unter diesen Umständen wird das binokulare Einfachsehen nur intermittierend aufrechterhalten, oder man muß sich mit einem guten kosmetischen Ergebnis zufriedengeben, wenn die binokularen Funktionen nur mangelhaft ausgebildet sind. In diesen Fällen sollte man darauf bedacht sein, ein möglichst konstant gutes Sehvermögen im amblyopen Auge zu erzielen, wobei aber das Risiko der pathologischen Diplopie nie außer acht gelassen werden darf. Hieraus ergeben sich zwei Aspekte in der Therapie: 1. die Behandlung der Amblyopia ex anopsia zur Wiederherstellung des normalen Sehvermögens und 2. die Behandlung des eigentlichen Schielens.

Da beide Krankheitsbilder sich in ihrer Art und Behandlung wesentlich voneinander unterscheiden, sollen sie im folgenden auch getrennt erörtert werden.

Prognose bei Amblyopie

Die Prognose basiert in der Hauptsache auf dem Gleichgewicht von vier Faktoren, wovon jeder einen erheblichen Einfluß auf die Okklusionsbehandlung ausüben kann.

Der Refraktionsfehler des amblyopen Auges spielt natürlich eine große Rolle, da ein hochgradiger Brechungsfehler möglicherweise nie die Entwicklung des vollen Sehvermögens zuläßt.

Anisometropische Amblyopie (oder „gerade Amblyopie") ist allein in einer Anisometropie – häufig mit Astigmatismus – begründet, geht aber nicht mit einem manifesten Schielen einher. Das Sehvermögen des Auges mit der geringeren Refraktionsanomalie ist normal, während der größere Brechungsfehler des anderen Auges die Entwicklung des vollen Visus hemmt, da das Netzhautbild nicht scharf abgebildet werden kann. Obwohl dieser Zustand oft erst im Schulalter erkannt wird, und obwohl die Sehschärfe manchmal nur 6/60 nach Korrektur des Brechungsfehlers beträgt, ist die Prognose in diesen Fällen erstaunlich gut. Kinder tolerieren im allgemeinen eine stark unterschiedliche optische Korrektur – bis zu 8 D – ohne daß der Bildgrößenunterschied subjektiv empfunden wird.

Das derzeitige Alter des Patienten ist von größter Wichtigkeit. Bis zum Alter von fünf Jahren erholt sich der Visus meistens relativ rasch, langsamer zwischen dem 5. und 7. Lebensjahr, und nach dem 8. Lebensjahr ist der Heilungsprozeß eine ausgesprochene Geduldsprobe. Es wäre jedoch töricht, eine obere Altersgrenze zu setzen, von der ab eine Verbesserung nicht mehr möglich wäre. Jugendliche Patienten sprechen nach Korrektur der Anisometropie meistens gut auf eine Amblyopiebehandlung an; und es wurde sogar die Erfahrung gemacht, daß auch bei Erwachsenen eine bemerkenswerte, wenn auch langsame Besserung eintrat, wenn sie nach dem Verlust des führenden Auges gezwungen waren, das andere zu benutzen. Es ist jedoch zu bedenken, daß eine Amblyopiebehandlung nach dem 8. Lebensjahr immer die erhebliche Gefahr der konstanten Diplopie mit sich bringt, wenn bei einem manifesten Schielen die Fähigkeit zur Fusion verloren gegangen ist. In derartigen Fällen sind Überlegungen über die Prognose hinsichtlich des Schielens eine ebenfalls dringliche Aufgabe, von deren Ergebnis die Entscheidung über eine evtl. Okklusionstherapie abhängig ist.

Die Fixationsverhältnisse spielen ebenfalls eine große Rolle. Eine 6/6-Sehschärfe kann nur mit der Fovea erreicht werden, so daß eine exzentrische Fixation unweigerlich mit herabgesetztem Visus verbunden ist. Jede Abweichung von der zentralen Fixation wirkt sich deshalb ungünstig auf die Prognose aus.

Die Beseitigung der exzentrischen Fixation ist um so leichter, je jünger der Patient ist, je weniger gefestigt die Fixation an der exzentrischen Stelle ist und je weiter entfernt dieser Punkt von der Makula liegt.

Die Mitarbeit des Patienten, der Eltern und ggf. des Lehrers ist eine unbedingte Voraussetzung für die erfolgreiche Behandlung. So kann man sich z. B. von der Totalokklusion eines Auges praktisch kaum eine Besserung erwarten, wenn sie nicht wirklich konstant getragen wird. Die Okklusionsbehandlung ist deshalb völlig sinnlos, wenn das Erziehungsproblem zuhause nicht gelöst werden kann.

Wenn auch die eben genannten Faktoren für die Prognose von ausschlaggebender Bedeutung sind, so sollten doch die nun folgenden ebenfalls Beachtung finden.

Das Alter bei Beginn des Schielens ist deshalb von Bedeutung, weil es den Entwicklungsstand der Sehschärfe absteckt, der bis zum Schielbeginn erreicht worden war. Das ist der Zeitpunkt der Bildhemmung. Die Annahme, daß der Visus auch in späteren Jahren immer bis zu dieser Stufe wiederhergestellt werden kann, wird allgemein geteilt, wenn auch die weitere Entwicklung von anderen Faktoren abhängig ist. (Man muß allerdings bedenken, daß das angegebene Alter des Schielbeginns nicht immer den Tatsachen entspricht.)

Die Dauer des Schielens gibt einen Hinweis auf die Zeitspanne, in der der Visus absinken konnte. Wie schon erwähnt, kann dieser Prozeß im allgemeinen wieder rückgängig gemacht werden. Eine evtl. *frühere Behandlung* sollte Berücksichtigung finden, da die Prognose sich mit zunehmendem Alter verschlechtert. Wenn also die Behandlung zu einem früheren Zeitpunkt keinen Erfolg gebracht hat, ist er zu einem späteren um so weniger wahrscheinlich.

Die Beseitigung der Amblyopie ist eine wesentliche Phase der Schieltherapie – besonders dann, wenn ein funktionelles Ergebnis erhofft wird, denn ein stabiles binokulares Einfachsehen basiert auf dem gleichwertigen monokularen Visus. Aber auch dann, wenn keine Aussichten auf binokulares Einfachsehen bestehen, sollte die Amblyopie bei einem Kind beseitigt werden, wenngleich ein alternierender Strabismus das charakteristische Begleitphänomen der fakultativen Suppression mit sich bringt. Nach dem 8. Lebensjahr jedoch, wenn die Fusion der beiden monokularen Seheindrücke nicht möglich ist, darf die Gefahr der pathologischen Diplopie nie außer acht gelassen werden, und die Behandlung muß mit äußerster Sorgfalt geplant werden.

Prognose beim manifesten Schielen

Bei der Prognosestellung in Fällen mit manifestem Strabismus ist die Wechselwirkung der Faktoren wesentlich komplizierter als bei der Amblyopie. Der besseren Übersicht wegen werden sie in vier Hauptgruppen unterteilt.

Gruppe A. Sie schließt all die Faktoren ein, die die Prognose in entscheidendem Maße beeinflussen.

Vorübergehendes binokulares Einfachsehen beim intermittierenden Strabismus beeinflußt die Prognose äußerst günstig.

Das derzeitige Alter des Patienten spielt besonders beim konstanten Strabismus eine wesentliche Rolle. Das wird deutlich, wenn man sich daran erinnert, daß die bedingten binokularen Reflexe sich innerhalb der ersten Lebensjahre entwickeln. Die zur Verfügung stehende Zeit zur Wiederherstellung des binokularen Einfachsehens nach Geradestellung der Sehachsen ist also sehr begrenzt. Die Reflexe be-

finden sich im „Stadium der Plastizität" zwischen 6 Monaten und
2 Jahren, der „abnehmenden Plastizität" zwischen dem 2. und 5. Lebensjahr und sind mit 8 Jahren „fixiert". Die Verallgemeinerung, daß die
Chancen auf Erfolg desto besser sind, je jünger der Patient bei Be-
handlungsbeginn ist, ist sicher gerechtfertigt. Diese Aussage muß
jedoch von noch anderen Aspekten abhängig gemacht werden, die
im folgenden behandelt werden sollen.

Die potentiell verfügbaren *Binokularfunktionen* im Falle eines manifesten Strabismus müssen bekannt sein, bevor eine sichere Prognose
gestellt werden kann; sie werden am Synoptophor diagnostiziert.

Gelingt es, alle Grade des binokularen Sehens, also simultane
makuläre Perzeption, Fusion und Stereopsis, trotz des manifesten
Strabismus nachzuweisen, ist die Prognose meistens gut. In diesem
Fall verliert sogar der Altersfaktor an Wichtigkeit, auch wenn die
Fusionsreserve nicht sehr groß ist; sie kann sehr oft durch orthop-
tische Übungen gebessert werden.

Kann jedoch Fusion nicht demonstriert werden, so ist die Prognose trotz normaler retinaler Korrespondenz wesentlich schlechter,
und auch der Altersfaktor gewinnt wieder an Bedeutung. Ist die
Orthoptistin der berechtigen Annahme, daß die Fusion durch Suppression am Synoptophor verschleiert wurde, und ist der Patient erst
3 oder 4 Jahre alt, empfiehlt sich zur Klärung der Diagnose eine
orthoptische Behandlung von einigen Sitzungen, um die Diagnose
zu sichern. Fällt das Ergebnis definitiv negativ aus, ist also keine
Fusion vorhanden, so wird die Prognose dadurch ganz erheblich
beeinträchtigt.

Im Fall der mangelnden Korrespondenz kann natürlich keine
Fusion erwartet werden. Es ist jedoch wiederum möglich, daß die
Diagnose wegen intensiver zentraler Suppression zu negativ ausfällt,
weshalb bei 3 bis 4-jährigen auch hier eine kurze orthoptische Behandlung indiziert ist, um ein genaues Bild über die tatsächlichen Verhält-
nisse zu erhalten.

Bei anomaler Netzhautkorrespondenz ist die Prognose mit ziem-
licher Sicherheit schlecht. Die Beseitigung der anomalen retinalen
Korrespondenz ist äußerst schwierig, und nur sehr selten gelingt es,
normale Funktionen wiederherzustellen, die stark genug sind, daß
sie die Wiedererlangung des binokularen Einfachsehens gestatten.
Die Prognose ist natürlich weniger ungünstig, wenn die anomale
retinale Korrespondenz noch nicht stabilisiert oder inharmonisch ist,

und wenn der Patient noch so jung ist, daß die Behandlung nicht an Zeitdruck scheitert.

Die Synoptophorbefunde sind für die Prognose sicher sehr wesentlich, unerläßlich sind aber auch die Berücksichtigung der persönlichen Beurteilung des Untersuchers und die schriftlichen Aufzeichnungen der Untersuchungsergebnisse. Erst große Erfahrung im Umgang mit dem Synoptophor ermöglicht eine exakte Differenzierung aller Nuancen der Abarten des binokularen Sehens.

Viele Kinder sind aber noch so jung, daß die exakte Diagnose der binokularen Funktionen unmöglich ist, weil die subjektiven Angaben nur unzureichend sind. In solchen Fällen müssen andere Tests zu Hilfe genommen werden. So kann z. B. die Konvergenzprüfung – das Beibehalten der binokularen Konvergenz nach dem Schnittpunkt der Sehachsen – Aufschluß über das beidäugige Sehen geben. Die Unfähigkeit, binokulares Sehen beim Kleinkind nachzuweisen, ist kein Grund, die geeignete Therapie hinauszuschieben, wenn andere Faktoren, wie zeitweises binokulares Einfachsehen, das derzeitige Alter, das Alter bei Schielbeginn oder eine kurze Schieldauer die Vermutung auf eine gute Prognose zuläßt.

Das Alter bei Schielbeginn muß in dieser Gruppe ebenfalls berücksichtigt werden. Es ist aber mehr von theoretischer als von praktischer Bedeutung, da die beiden eben behandelten Faktoren wesentlich gewichtiger sind. Anhand des Alters, in dem das Schielen aufgetreten ist, sind Überlegungen über den Stand der Reflexentwicklung bis zu deren Unterbrechung möglich (in der Praxis stößt allerdings die Ermittlung des genauen Zeitpunktes meistens auf Schwierigkeiten). Wird in der Anamnese mit Sicherheit ein kongenitales Schielen angegeben, so ist die Prognose mit großer Wahrscheinlichkeit schlecht, da sich die bedingten Reflexe gar nicht entwickeln konnten. Das Alter des Auftretens ist eigentlich nur dann signifikant, wenn damit auch das derzeitige Alter berücksichtigt wird (d. h. das Alter bei der Erstuntersuchung).

Die Dauer des Schielens – die Zeitspanne zwischen dem erstmaligen Auftreten des Schielens und dem jetzigen Alter – ist hinsichtlich der prognostischen Beurteilung interessanter als das Alter bei Schielbeginn. So ist es z. B. möglich, daß auch bei einem kongenitalen Strabismus Aussicht auf binokulares Einfachsehen besteht, wenn mit der Behandlung frühzeitig begonnen wird, so daß die Zeitspanne des Schielens auf ein Minimum beschränkt wird. Dieser Faktor beein-

flußt manchmal auch die Auslegung der Synoptophorbefunde –
Suppression und hochgradige Amblyopie kann sich z. B. bei einem
3-jährigen Kind erstaunlich schnell ausbilden. Wird nun die Schieldauer als kurz angegeben, sollte eine Behandlung trotz des scheinbar
ungünstig liegenden Falles unverzüglich vorgenommen werden.
In **Gruppe B** sind all diejenigen Faktoren zusammengefaßt, die
prognostisch gesehen nicht unbedingt hinter denen in Gruppe A
zurückstehen, die aber nicht in allen Fällen ein unüberwindliches
Hindernis darstellen.

Eine unilaterale Sehstörung, die die unterschiedliche Schärfe der
beiden Netzhautbilder zur Folge hat, stellt eine offensichtliche
Schranke für das binokulare Einfachsehen dar.

Eine Amblyopie, deren Behandlung erfolglos verlaufen ist,
spricht demnach gegen eine gute Prognose, da ein scharfes und ein
unscharfes Bild nur selten fusioniert werden können.

Anisometropie kann sich ähnlich auswirken und führt zur Aniseikonie, die in ausgeprägten Fällen die Fusion unmöglich macht.

Eine Trübung der Medien oder eine andere pathologische Ursache, die die Entstehung eines normalen Netzhautbildes verhindert,
kann ebenfalls die binokulare Zusammenarbeit unterbinden.

Auch *Nystagmus* erschwert die Wiedererlangung des binokularen
Einfachsehens. Dies gilt besonders für den manifesten Nystagmus,
der im Gegensatz zum latenten ständig vorhanden ist. Bei latentem
Nystagmus ist nur die operative Therapie geboten, da Okklusion und
die meisten orthoptischen Übungen die Bildtrennung einschließen.

Frühere Behandlung sollte aus demselben Grunde wie bei der
Amblyopie vermerkt werden. Die Prognose ist günstiger, je früher
eine Therapie angesetzt wurde. Ist sie seinerzeit nicht erfolgreich
verlaufen, ist ein besseres Ergebnis nach einer längeren Schieldauer
unwahrscheinlich. Allerdings muß auch die Mitarbeit des Patienten
während der beiden in Frage kommenden Perioden mit berücksichtigt werden.

Gruppe C schließt Faktoren ein, die die Prognose insofern kom-
plizieren, als sie die Behandlung äußerst schwierig gestalten. Sogar
wenn andere Faktoren die Hoffnung auf eine gute Prognose zulassen,
kann ein befriedigendes Ergebnis u. U. nicht erzielt werden.

Inkomitanz verhindert, daß das binokulare Einfachsehen in allen
Positionen beibehalten werden kann, da der in den Blickrichtungen
stets wechselnde Schielwinkel die Kontrolle der Abweichung außer-

ordentlich erschwert. Im Fall der Inkomitanz ist eine präoperative Behandlung am Synoptophor meistens nicht möglich, da die Einstellung der Synoptophorarme nur in einer bestimmten Position korrekt ist und bei der geringsten Verschiebung der erneuten Korrektur bedarf. Aus diesem Grunde gestaltet sich die Überwindung der Suppression sehr schwierig, und Fusionsübungen sind praktisch unmöglich. Ist der Strabismus incomitans erst im Erwachsenenalter aufgetreten, ist eine orthoptische Behandlung nur selten erforderlich, und die Erfolgsaussichten sind wesentlich besser als bei einem Kinde.

Die operative Behandlung sollte sorgfältig geplant und muß u. U. in mehreren Sitzungen durchgeführt werden, um ein gutes Ergebnis zu erhalten.

Ein kleiner Schielwinkel übt ebenfalls einen ungünstigen Einfluß auf die Prognose aus.

Die Beseitigung einer Abweichung von weniger als 5° ist meistens mit großen Schwierigkeiten verbunden. Häufig zeigen diese Patienten alle Grade des binokularen Sehens am Synoptophor, und dennoch scheitern alle orthoptischen und operativen Versuche, die Abweichung unter Kontrolle zu bringen. Die Suppression wird um so intensiver, je mehr sie sich der Makula nähert, und sie stellt deshalb bei geringgradigen manifesten Abweichungen ein ernstes Problem dar.

Auch eine Vertikaldeviation von weniger als $4\varDelta$ wirkt sich störend aus. Die vertikale Fusionsreserve umfaßt gewöhnlich nur 3–$4\varDelta$, ist also sehr gering, so daß auch die kleinste Höhenkomponente u. U. ausreicht, um die Kontrolle einer hauptsächlich horizontalen Abweichung zu verhindern, die sonst kompensiert werden könnte. Diese sehr geringen Vertikaldeviationen eignen sich im allgemeinen nicht für eine operative, wohl aber für eine prismatische Korrektur.

Die Mitarbeit des Patienten ist von größter Bedeutung, denn die Möglichkeiten einer orthoptischen Behandlung sind sehr begrenzt, wenn der Patient sich nicht aktiv daran beteiligt. Diese Beteiligung scheitert entweder an der Lethargie und dem Desinteresse des Patienten, worunter die Reaktion auf die dauernden Fragen, die einen wesentlichen Teil der Behandlung ausmachen, leidet; oder auch an seiner Lebhaftigkeit, die nur eine momentane Konzentration zuläßt. Außerdem müssen die Eltern zur Mithilfe bereit sein, indem sie die Bestelltermine einhalten und die Hausübungen überwachen.

Der Wille des Patienten und der Eltern zur Mitarbeit hängt sehr vom Interesse und der Geduld des Augenarztes und der Orthoptistin ab; die Fähigkeit zur Mitarbeit ist eine andere Frage.

Gruppe D vereinigt allgemeine Betrachtungen, die gelegentlich die Therapie beeinflussen.

Der Allgemeinzustand kann die regelmäßige Behandlung erschweren oder sie unmöglich machen, besonders wenn es sich um eine immer wiederkehrende oder chronische Erkrankung handelt, die auch eine operative Behandlung nicht zuläßt.

Der wirtschaftliche Faktor kann ebenfalls die Prognose beeinflussen. Wenn z. B. beide Eltern berufstätig sind, wird es ihnen kaum möglich sein, einmal wöchentlich mit dem Kind zu erscheinen. Auch in einem Wohlfahrtsstaat gibt es sicher immer wieder persönliche Probleme, die einem Therapieerfolg bei sonst guter Prognose im Wege stehen. Die Behandlung des Schielens ist so sehr an einen günstigen Zeitpunkt gebunden, daß ihre Verzögerung aus den eben erwähnten Gründen evtl. über Erfolg oder Mißerfolg entscheidet.

Die Familienanamnese. Ein hereditär bedingtes Schielen muß natürlich zu denken geben. Es ist allerdings nicht gerechtfertigt, die Bedeutung dieses Faktors zu überschätzen, so daß ein sonst günstig liegender Fall von der Behandlung ausgeschlossen wird.

Zusammenfassung. Es erscheint angebracht, die Titel dieser vier Gruppen der prognostischen Faktoren zu wiederholen. Es handelt sich hier nicht um eine streng einzuhaltende obligatorische Einteilung, sie soll vielmehr zum besseren Verständnis beim Studium dieses Themas verhelfen.

Gruppe A sind absolute Bedingungen, die stets berücksichtigt werden müssen.

Gruppe B sind Hindernisse, die – wenn vorhanden – nur schwer zu überwinden sind.

Gruppe C sind Komplikationen, denen man nur mit großer Erfahrung und Fertigkeit begegnen kann.

Gruppe D sind hindernde Umstände, denen manchmal Rechnung getragen werden muß, wenn sie auch nicht ophthalmologischer Natur sind.

Die Rolle der Orthoptistin

Die Stellungnahme der Orthoptistin bei der Beurteilung der
Prognose ist erforderlich, da bei der Auslegung der Befunde die
unterschiedliche Geschicklichkeit der Patienten beim Durchführen
des Tests mit berücksichtigt werden muß. Die Orthoptistin ist außerdem in der Lage, sich ein Bild von der zu erwartenden Mitarbeit des
Patienten zu machen, und sie sollte sich über die relative Bedeutung
der diagnostischen Merkmale eines jeden Falles im klaren sein.

Kapitel X

Grundsätze der Behandlung

Dieses Kapitel befaßt sich mit den Grundzügen der Behandlung bei Amblyopie und Strabismus. Auf Einzelheiten des technischen Vorgehens während der verschiedenen Phasen soll in den beiden darauffolgenden Kapiteln eingegangen werden.

Behandlung der Amblyopie

Vor jeder Amblyopiebehandlung muß die Diagnose der Fixationsverhältnisse gesichert sein, da hiervon die weiteren therapeutischen Maßnahmen abhängen.

Nicht zentrale Fixation. Sie verhindert die Wiederherstellung der normalen Sehschärfe. Die vordringliche Aufgabe in diesen Fällen muß somit die Wiedererlangung der zentralen Fixation sein. Dieses Ziel kann nach den jeweils gegebenen Umständen auf verschiedene Art und Weise erreicht werden.

Exzentrische Fixation bis zum vollendeten 3. Lebensjahr spricht im allgemeinen gut auf die totale Pflasterokklusion des führenden Auges an. Die foveale Fixation stellt sich sehr oft wieder her, wenn die exzentrische Fixation noch nicht gefestigt ist. Die Okklusionsperiode sollte jedoch drei Tage nicht überschreiten – manche bestehen sogar auf einer Kontrolluntersuchung nach bereits einem Tag. Läßt die Überprüfung der Fixation mit dem Visuskop den Verdacht aufkommen, daß sich die exzentrische Fixation weiter festigt, muß die Okklusion auf das amblyope Auge umgewechselt werden, um die fortwährende Reizung der exzentrischen Netzhautstelle zu verhindern. Die Behandlung wird dann wie bei der folgenden Altersgruppe fortgesetzt. Wird nach dieser Versuchsperiode mit regulärer Okklusion die Entwicklung zur zentralen Fixation beobachtet, kann diese Methode weiter verfolgt werden.

Patienten mit *exzentrischer Fixation zwischen dem 4. und 8. Lebensjahr*
(und alle oben erwähnten, die auf die Okklusion des führenden Auges
nicht in der gewünschten Weise reagiert haben) sollten die Totalokklusion (Pflaster auf der Haut) auf dem amblyopen Auge tragen,
um jede Stimulation des exzentrischen Netzhautpunktes zu unterbinden und um die exzentrische Fixation allmählich aufzulockern.
Monatliche Kontrolluntersuchungen mit dem Visuskop sollten vorgenommen und die Behandlung solange fortgeführt werden, bis die
exzentrische Fixation gänzlich durchbrochen ist. Dieser Zeitpunkt
ist gekommen, wenn ziellose, wandernde Suchbewegungen des
Auges bei der Visuskopuntersuchung beobachtet werden. Bis dahin
vergehen aber manchmal sechs Monate und mehr. Sehr selten stellt
sich die zentrale Fixation wieder ein, ohne daß das amblyope Auge
vorher eine zeitlang „sehen" durfte.

Jetzt ist die Zeit gekommen, um die Okklusion für eine kurze
Versuchsperiode umzuwechseln; manche Orthoptistinnen ziehen es
vor, das Kind einige Stunden in der Klinik zu beobachten, um danach
die Fixation nochmals zu überprüfen, bevor sie sich für eine Okklu-
sionsspanne von ca. zwei Tagen zu Hause entschließen. Dieser Zeitpunkt des Wechsels ist sehr kritisch; und es ist peinlichste Sorgfalt
geboten, damit die exzentrische Fixation, die mit vielen Mühen beseitigt wurde, nicht wieder manifest wird. Ist die foveale Fixation
sicher nachweisbar, kann die Behandlung wie bei zentraler Fixation –
sie wird weiter unten beschrieben – fortgesetzt werden.

Konnte die exzentrische Fixation nicht durch Okklusion überwunden werden, verringert sich die Aussicht sowohl auf die Entwicklung normalen Sehvermögens als auch auf die Wiederherstellung
des binokularen Einfachsehens. In diesem Falle ist die weitere Okklusion des Führungsauges nicht indiziert, da hiermit die exzentrische
Fixation nur gefördert würde, was für eine evtl. spätere pleoptische
Behandlung hinderlich wäre.

Bei exzentrischer Fixation mit großem Schielwinkel empfiehlt es
sich, vor der Okklusionsbehandlung die Abweichung operativ zu
verringern.

Exzentrische Fixation bei Patienten nach dem 8. Lebensjahr ist meistens so gefestigt, daß Okklusion allein nur wenig erfolgversprechend
ist. Hier ist eine pleoptische Behandlung geboten. Das amblyope
Auge muß vollständig okkludiert werden, während der Patient über
einen Zeitraum von mehreren Wochen täglich behandelt wird.

Da diese Methode eine außerordentliche schulische Belastung darstellt, muß eine sorgfältige Auswahl der Fälle getroffen werden, die für eine derartige Behandlung geeignet erscheinen. Dabei muß sowohl der Wahrscheinlichkeit der anomalen Netzhautkorrespondenz nach Wiederherstellung der zentralen Fixation als auch der im allgemeinen sehr ungünstigen Prognose Rechnung getragen werden. Die Chancen für die Wiedererlangung des binokularen Einfachsehens sind äußerst gering, so daß außerdem mit der Gefahr der unüberwindlichen Diplopie gerechnet werden muß.

Einäugige Patienten, für die früher keine Behandlungsmöglichkeiten zur Verfügung standen, profitieren jedoch zweifellos durch die Pleoptik. Sie stellt einen der markantesten Fortschritte auf diesem Gebiet in den letzten Jahren dar.

Zentrale Fixation. Besteht von vorn herein zentrale Fixation, wird das führende Auge okkludiert, um den Gebrauch des amblyopen Auges zu erzwingen.

Konstanter Strabismus. In diesen Fällen ist es erforderlich, daß die Okklusion ständig getragen wird, da sich in jeder auch noch so kurzen okklusionsfreien Periode erneute Suppression mit dem gleichzeitigen Absinken der bereits gewonnenen Sehschärfe einstellt. Die Okklusion wird solange fortgesetzt, bis gleichguter Visus und vor allem auch das Alternieren erreicht wurden. Die Suppression zur Vermeidung der pathologischen Diplopie ist dann fakultativer Art, tritt also abwechselnd im jeweils nicht führenden Auge auf. Unter diesen Umständen kann die Amblyopie nicht wieder auftreten, und das Sehvermögen ist gesichert, selbst wenn kein binokulares Ergebnis erzielt werden kann.

Intermittierender Strabismus. Hier muß die Okklusion wesentlich vorsichtiger angewandt werden, da bei ununterbrochener Bildtrennung mit der Gefahr, eines sich allmählich entwickelnden konstant manifesten Strabismus gerechnet werden muß. Aus diesem Grunde sollte bei Patienten mit periodischem Schielen, wie z. B. beim rein akkomodativen Strabismus entweder die totale aber nur zeitweise Okklusion gewählt werden (vorzugsweise immer dann, wenn die Abweichung erfahrungsgemäß manifest wird, also z. B. nachmittags, wenn das Kind müde wird) oder die konstante partielle Okklusion (Einschleich- oder Sichtokklusiv). Die erste Möglichkeit ist meistens wirksamer. Die Okklusion wird solange fortgeführt, bis der Visus in beiden Augen gleich gut ist. Es ist jedoch bekannt, daß freie Alternation beim intermittierenden Strabismus nur höchst selten anzutreffen ist, so daß mit der Möglichkeit des allmählichen Wiedereintritts der Amblyopie gerechnet werden muß, wenn nicht auch das Schielen beseitigt wird. Mit Kontrolluntersuchungen in gewissen Abständen kann diese Gefahr umgangen werden.

Anisometropische Amblyopie. Ist die Amblyopie allein auf eine Anisometropie zurückzuführen, empfiehlt sich wieder die zeitweise Okklusion; während der okklusionsfreien Periode muß diesmal nicht ein Absinken des Sehvermögens befürchtet werden, da das binokulare Einfachsehen ständig vorhanden ist. Sollte der Visus nicht ansteigen, muß man sich evtl. für die konstante Okklusion entschließen.

Behandlung des Schielens

Strabismus concomitans

Die meisten Patienten gehören dieser Kategorie an. Die Behandlung ist individuell verschieden und hängt von den jeweiligen charakteristischen Merkmalen des Schielens ab. Sie soll im folgenden unter den Gesichtspunkten der Prognose erläutert werden.

Fälle mit guter Prognose

Refraktionsbestimmung. Die Korrektur eines Brechungsfehlers ist aus zwei Gründen außerordentlich wichtig. Erstens ist eine scharfe Abbildung aller Seheindrücke auf der Netzhaut eine unbedingte Voraussetzung für eine gute Fusion und zweitens kann bei refraktionsbedingtem Schielen durch diese Maßnahme allein binokulares Einfachsehen erzielt werden.

Okklusion. Sie dient der Beseitigung der Amblyopie, die eine Schranke für das binokulare Einfachsehen darstellt.

Orthoptische Behandlung zur Schulung der Binokularfunktionen. Zuerst muß die Suppression überwunden werden, die Voraussetzung für ausreichende Fusionsreserven und mühelose Stereopsis. Dazu gehört auch das Erlernen der pathologischen Diplopie, damit sich der Patient seines Schielens bewußt wird und somit nach der Wiederherstellung der Parallelität die Möglichkeit hat, durch die Fusion der Doppelbilder binokulares Einfachsehen beizubehalten.

Beim konstanten Schielen sollte dieser Teil der Behandlung so früh wie möglich in Angriff genommen werden, damit die Wiedererlangung des binokularen Einfachsehens nicht aus Zeitgründen scheitert. *Beim intermittierenden Schielen* ist eine Frühbehandlung nicht so dringend, da binokulares Einfachsehen zeitweise erhalten bleibt. Die Auswirkung auf die Binokularfunktionen ist deshalb viel weniger gravierend. Wenn allerdings die Behandlung hinausgeschoben wird, sollten während der Wartezeit regelmäßige Kontrolluntersuchungen vereinbart werden.

Bei rein akkommodativem Strabismus kann die Kontrolle der Abweichung meist allein durch orthoptische Behandlung erreicht werden. Sie wird im Interesse der Mitarbeit des Kindes im allgemeinen bis zum 5. Lebensjahr hinausgeschoben. Durch diese Verzögerung ist keine Verschlechterung des Zustandes zu erwarten, da mit Brille ständiges binokulares Einfachsehen besteht.

Korrektur der Abweichung. Die Aussichten auf wirksames binokulares Einfachsehen sind gut, wenn die Übungen zur Besserung der Binokularfunktionen direkt vor der Geradestellung der Sehachsen erfolgen. Diese beiden Stadien sollten also möglichst dicht aufeinander folgen. Für die Korrektur der Deviation gibt es mehrere Möglichkeiten.

Operation. Sie ist immer bei konstantem Strabismus und häufig auch bei nicht akkommodativ bedingtem intermittierendem Strabismus erforderlich. Es ist von Vorteil, präoperativ die Suppression zu überwinden und die Fusion zu bessern. Dadurch ist der Patient in der Lage, einen geringen postoperativen Restwinkel zu kontrollieren; denn absolute Parallelität in allen Positionen ist ein Ideal, das auch bei bester Planung nahezu unerreichbar ist. Die Kontrolle der restlichen Abweichung kann auf verschiedene Art und Weise unterstützt werden.

Miotica finden weiten Gebrauch beim akkommodativen Strabismus convergens vom Typ des Konvergenzexzesses, seltener beim rein akkommodativen Strabismus convergens. Sie bewirken peripher ausgelöste Akkommodation unter Vermeidung des zentralen Impulses, wodurch auch der zentrale Stimulus zur Konvergenz unnötig wird.

Orthoptische Behandlung. Je nach Art der Abweichung kann der eine oder andere Weg eingeschlagen werden. Beim akkommodativen Schielen versucht man, eine möglichst große Flexibilität zwischen Akkommodation und Konvergenz zu erreichen. Beim tonischen

Strabismus ist das Ziel der Behandlung die willkürliche Verschmelzung der Doppelbilder. Dieser Versuch verläuft oft ergebnislos, kann aber bei geringgradigen Abweichungen erfolgreich sein.

Konsolidierende Übungen. Sowohl in der orthoptischen Abteilung als auch zuhause stehen Übungen zur Verfügung, um das binokulare Einfachsehen zu stabilisieren. Beim rein akkommodativen Strabismus muß versucht werden, die Akkommodation so von der Konvergenz zu trennen, daß der Patient innerhalb der Grenzen seines Refraktionsfehlers lernt, ohne Konvergenzüberschuß zu akkommodieren.

Beobachtung. Auch nach der Behandlung sollte der Patient in bestimmten Abständen zu Kontrolluntersuchungen erscheinen, um eine evtl. Verschlechterung des funktionellen Ergebnisses abfangen zu können.

Fälle mit unsicherer Prognose

Auch wenn keine sichere Prognose gestellt werden kann, sollte jede Möglichkeit zur Erzielung des binokularen Einfachsehens wahrgenommen werden. Eine eindeutige Beurteilung ist dann erschwert, wenn das Schielen angeboren ist oder in früher Kindheit erworben wurde, und wenn der Patient noch zu jung für eine eingehende Untersuchung ist. Gerade die Tatsache aber, daß der Patient noch so jung ist, gibt zu berechtigten Hoffnungen auf ein funktionelles Ergebnis Anlaß, da in diesem Alter die Reflexentwicklung noch nicht abgeschlossen ist.

Refraktionsbestimmung. Sie sollte immer durchgeführt werden, wobei aber im allgemeinen nur die Korrektur höhergradiger Anisometropien notwendig ist, da geringe Brechungsfehler ohne aetiologische (und deshalb auch ohne therapeutische) Bedeutung sind und ihre Korrektur die Abweichung nicht wesentlich beeinflussen wird.

Amblyopie. Sie sollte so früh wie möglich behandelt werden, damit die normale Entwicklung der Foveae nicht behindert wird. Die Beurteilung über die Fortschritte ist anhand des Abdecktests möglich; und zwar ist darauf zu achten, mit welcher Sicherheit die Fixation des nicht führenden Auges beim Abdecken des anderen aufgenommen werden kann. Freie Alternation läßt auf beidseits gleichen Visus schließen. Statt Pflasterokklusion, wogegen sich Kleinkinder manchmal heftig wehren, kann auch die Atropinokklusion angewendet werden, die aber im allgemeinen weniger erfolgreich ist.

Operation. Eine Frühoperation ist unbedingt indiziert, wenn trotz der unsicheren Prognose binokulares Einfachsehen angestrebt wird. „Früh" heißt möglichst vor dem vollendeten 2. Lebensjahr. Die Ergebnisse in diesen Fällen rechtfertigen allerdings keinen operativen Eingriff, wenn das Schielen kosmetisch nicht auffällig ist.

Beobachtung. Periodische Kontrolluntersuchungen sollten vorgenommen werden, um die Fälle, die binokulares Einfachsehen entwickeln, weiter verfolgen, und um eine evtl. wiederkehrende Amblyopie in kosmetischen Fällen abfangen zu können.

Fälle mit schlechter Prognose

In dieser Gruppe sind all diejenigen Fälle eingeschlossen, deren Befunde einen oder mehrere Faktoren aufweisen, die das Wiedererlangen des binokularen Einfachsehens unmöglich machen. Es ist allerdings in manchen Fällen ratsam, mit der Prognosestellung solange zu warten, bis eine kurze Versuchsbehandlung mit dem Ziel, die Fusionsschranken zu überwinden, abgeschlossen ist. Die weitere Behandlung dieser Patienten hängt in der Hauptsache vom Alter ab.

Kinder

Die Refraktionsbestimmung gehört in diesen Fällen zu den wichtigsten Maßnahmen. Außer der Visusbesserung bewirkt die Korrektur des Brechungsfehlers oft auch eine Verringerung des Schielwinkels, so daß auf diese Weise das kosmetische Problem gelöst werden kann.

Amblyopie sollte nach Möglichkeit immer behandelt werden, wenn nicht die Gefahr der pathologischen Diplopie besteht, unabhängig davon, ob Aussichten auf ein funktionelles Ergebnis bestehen oder nicht. Es ist nicht gerechtfertigt, ein Kind mit einer Amblyopie aufwachsen zu lassen, wenn man bedenkt, daß eine Verletzung des führenden Auges in späteren Jahren praktisch einer Erblindung gleichkäme. Das Erlangen und Erhalten einer guten Sehschärfe ist in den meisten Fällen eine Frage der Ausdauer während der entscheidenden Jahre im Kindesalter. Seine Bedeutung sollte niemals unterschätzt werden; und es ist die Aufgabe des Augenarztes und der Orthoptistin, die Eltern von der Wichtigkeit dieser Behandlung zu überzeugen, besonders wenn das Schielen kosmetisch unauffällig ist.

Orthoptische Behandlung. Eine kurze Probebehandlung ist manchmal nötig, um endgültige Klarheit über die Prognose zu erhalten. Wenn

aber die Aussichten auf ein binokulares Ergebnis einwandfrei schlecht
sind, ist es sinnlos, die Behandlung fortzusetzen, um zu versuchen,
die evtl. vorhandenen rudimentären Binokularfunktionen zu verbessern.

Operation. Sie ist dann indiziert, wenn der kosmetische Eindruck
zu diesem Schritt berechtigt. Ein stark auffälliges Schielen bedeutet
für viele eine starke psychische Belastung. Diese Patienten fühlen
sich von der Gesellschaft ausgeschlossen, und zwar in höherem Maße
als bei anderen körperlichen Mißbildungen. Beim Planen der Operation sollte mehr der kosmetische Eindruck als die Messungen den
Ausschlag geben; außerdem sollte die Bedeutung des Refraktionsfehlers nicht außer acht gelassen werden. So ist es nicht statthaft, ein
stark hypermetropisches Kind mit dem Ziel zu operieren, die Sehachsen ohne Brille parallel zu stellen, da postoperativ mit der Brille
unweigerlich eine sehr störend wirkende Divergenz resultieren würde.

Beobachtung. Im Kindesalter sollten in regelmäßigen Abständen
Kontrolluntersuchungen zur Überprüfung der Brille, der Sehschärfe
und des kosmetischen Eindrucks vereinbart werden.

Erwachsene

Erwachsene mit einem schon lange bestehenden Schielen ohne
Fusionsvermögen, das aus kosmetischen Gründen korrigiert werden
soll, müssen vorher sorgfältig auf postoperative Diplopie hin untersucht werden. Es ist sehr gut möglich, daß das Suppressionsareal auf
die Peripherie beschränkt ist, so daß der Patient in seinem derzeitigen
Schielwinkel keine pathologische Diplopie wahrnimmt, wohl aber
dann, wenn ein Gebiet näher der Fovea gereizt wird, in dem die
Suppression nur ungenügend ausgebildet ist. Diese Gefahr besteht
hauptsächlich bei großen Schielwinkeln und hochgradigen Amblyopien. Der Test ist auf zweierlei Weise möglich. Entweder das Auge
wird lokalanaesthesiert und dann mit einer Pinzette geradegestellt, oder
die Abweichung wird mit Prismen korrigiert, während der Patient
Angaben über Doppelbilder machen muß. Auf diese Weise ist die
Beurteilung möglich, ob bei der Operation das Risiko der postopera-
tiven Diplopie eingegangen wird oder nicht. Werden bei der exakten
Korrektur Doppelbilder angegeben, muß das Suppressionsareal mit
Prismen bestimmt werden, um zu ermitteln, ob und bei welchem
Grad einer Unterkorrektur keine Diplopie auftritt. Beim Strabismus

divergens befürworten viele Ophthalmologen die konsekutive Konvergenzstellung der Augen. In diesen Fällen ist es also erforderlich, die Doppelbildprüfung im Hinblick auf eine Überkorrektur vorzunehmen.

Persistierende Doppelbilder werden von vielen Patienten als überaus störend empfunden, andere verhalten sich diesem Phänomen gegenüber indifferent. Ist mit postoperativer Diplopie zu rechnen, muß der Augenarzt entscheiden, inwieweit er den Patienten darüber unterrichten soll. Bemerkungen hierüber lassen die Doppelbilder evtl. auffälliger werden, und es fragt sich, ob der Patient überhaupt darauf geachtet hätte, wäre er nicht auf die Diplopie aufmerksam gemacht worden. Auf der anderen Seite sind viele Augenärzte der Ansicht, daß der Patient ein Recht darauf hat, über die möglichen Komplikationen einer rein kosmetischen Operation unterrichtet zu werden.

Strabismus incomitans

Die Behandlung des paretischen Schielens richtet sich danach, ob es angeboren oder erworben ist.

Kongenitaler Strabismus incomitans

Seine Behandlung ist vom Alter des Patienten abhängig.

Kinder

Im allgemeinen unterliegt die Behandlung denselben prognostischen Grundsätzen wie die des Strabismus concomitans. Ausnahmen bilden Fälle mit kompensatorischer Kopfhaltung, auf die noch näher eingegangen werden soll. Die Behandlung der paretischen Deviationen unterscheidet sich von der des Begleitschielens in mehreren Punkten.

Refraktion. Eine paretisch bedingte Abweichung wird im allgemeinen nicht von Refraktionsfehlern beeinflußt.

Okklusion und orthoptische Behandlung wird wie beim konkomitanten Strabismus angewendet.

Die operative Behandlung ist unumgänglich, wenn Hoffnungen auf binokulares Einfachsehen gesetzt sind; sie wird meist in mehreren Stadien durchgeführt. Bei schlechter Prognose wird mit der Operation nur ein kosmetisches Ergebnis bezweckt. In derartigen Fällen

empfiehlt es sich häufig, zuerst nur die horizontale Deviation anzugehen, da erfahrungsgemäß damit auch die vertikale Abweichung so
weit reduziert wird, daß sie hinterher kosmetisch nicht mehr auffällt.
Kontrolluntersuchungen sind erforderlich, um den postoperativen
Verlauf zu überwachen und um die Wiederkehr einer Amblyopie zu
verhindern.

Kinder mit kompensatorischer Kopfhaltung. Eine Zwangshaltung ermöglicht trotz der Parese eines oder mehrerer äußerer Augenmuskeln
binokulares Einfachsehen in einem bestimmten Bereich. Es kann aber
auch vorkommen, daß trotz der Zwangshaltung eine manifeste Abweichung weiterbesteht, wenn ihr Ausmaß außerhalb des Kompensationsvermögens liegt. In diesen Fällen hängt die Operation von der
Prognose und vom kosmetischen Eindruck ab.

Ist jedoch die Zwangshaltung mit binokularem Einfachsehen
verbunden, sollte in jedem Falle eine Operation mit dem Ziel, die
Zwangshaltung zu beseitigen und Wirbelsäulenveränderungen vorzubeugen, erwogen werden. Diese Fälle zeigen nur selten Amblyopie,
wohl aber fakultative Suppression in dem Gebiet, in dem die Abweichung manifest ist. Orthoptische Behandlung zur Überwindung der
Suppression ist hier meistens die vordringliche präoperative therapeutische Aufgabe.

Erwachsene

Bei älteren Patienten ist die Behandlung wieder davon abhängig,
ob eine kompensatorische Kopfhaltung vorliegt oder nicht.

Diejenigen ohne Zwangshaltung und mit einem angeborenen
manifesten Strabismus liegen prognostisch ungünstig. Möglicherweise besteht eine höhergradige Amblyopie bei starken Abweichungen, wobei aber die Suppression im Makulabereich des schielenden
Auges nur selten intensiv ausgebildet ist. Aus diesem Grunde ist vor
einer kosmetischen Operation die sorgfältige Untersuchung im Hinblick auf postoperative Diplopie indiziert. Ihre Durchführung wurde
auf S. 128 beschrieben.

Erwachsene mit kompensatorischer Zwangshaltung im Interesse des
binokularen Einfachsehens gehören einer ganz anderen Kategorie an;
ihre Behandlung gestaltet sich jedoch komplizierter als bei Kindern,
wenn sich aufgrund der Zwangshaltung sekundäre Wirbelsäulenveränderungen ausgebildet haben. Eine operative Behandlung wird

deshalb nur dann empfohlen, wenn die Kontrolle der Abweichung oder die Zwangshaltung mit subjektiven Symptomen verbunden ist. Präoperative orthoptische Behandlung zur Überwindung der Suppression, die sich besonders in der Hauptzugrichtung des paretischen Muskels bemerkbar macht, verbessert die Aussichten auf ein gutes postoperatives Ergebnis. Die operative Korrektur wird vorzugsweise auf mehrere Sitzungen verteilt, und eine postoperative orthoptische Behandlung ist manchmal wünschenswert, um das binokulare Einfachsehen mit gerader Kopfhaltung zu festigen. Manchen Patienten fällt es anfangs schwer, nach jahrzehntelanger Gewohnheit den Kopf gerade zu halten; eine orthopädische Therapie erweist sich hierbei oft als sehr nützlich.

Erworbener Strabismus incomitans

Patienten mit erworbenem paretischen Strabismus sind prognostisch günstig zu beurteilen, falls der Schielbeginn nicht in die Zeit der Entwicklung der binokularen Reflexe fiel und eine Therapie rechtzeitig eingesetzt wurde.

Patienten im Kindes- oder Erwachsenenalter mit einer kürzlich erworbenen Parese müssen sich ganz bestimmten Maßnahmen unterziehen.

Untersuchung

Die Ursache muß besondere Berücksichtigung finden und dem Verdacht auf eine neurologische Erkrankung besonders gründlich nachgegangen werden.

Diplopie, eine typische, sehr störende Begleiterscheinung einer kürzlich erworbenen Parese, sollte – wenn irgend möglich – beseitigt werden.

Manchmal gelingt es, *eine anomale Kopfhaltung* ausfindig zu machen, die das Feld des binokularen Einfachsehens in einen brauchbaren Bereich verlagert. Dies ist allerdings nur bei geringgradigen Paresen möglich.

Okklusion stellt eine weitere Möglichkeit zur Beseitigung der Doppelbilder dar, die den Vorteil hat, daß sie die Entwicklung der Suppression verhindert, die sich aufgrund einer anomalen Kopfhaltung – insbesondere außerhalb des binokularen Blickfeldes – ausbilden kann.

Durch die Okklusion des nicht betroffenen Auges wird der Patient dazu gezwungen, den paretischen Muskel zu benützen, was je nach der Ätiologie der Parese wünschenswert ist oder nicht. Die Fixation mit dem betroffenen Auge bringt den Nachteil der propriozeptiven Desorientierung – Fehlgreifen (Past pointing) – mit sich. Hierbei wird die Lage des Fixierobjektes als Ergebnis des übermäßigen Impulses, der zur Fixationsaufnahme erforderlich ist, falsch eingeschätzt. Die Okklusion des betroffenen Auges empfindet der Patient meistens als angenehmer.

Manche Patienten bevorzugen auch die alternierende Okklusion, da sie ihnen das Gefühl gibt, daß beide Augen noch funktionstüchtig sind.

Beobachtung. Ist die Parese erst kürzlich erworben, sollten Kontrolluntersuchungen in regelmäßigen Abständen erfolgen, denn derartige Fälle zeigen meistens eine zumindest partielle Rückbildung. Operative Maßnahmen dürfen erst erwogen werden, wenn keine weitere Besserung des derzeitigen Zustandes zu erwarten ist.

Orthoptische Untersuchungen sind besonders für die Beurteilung des weiteren Verlaufes geeignet. Die Überprüfung der Motilität am Hess-Schirm und die Messung des binokularen Blickfeldes sollten, wenn möglich, bei jedem Besuch vorgenommen werden. Die Orthoptistin kann dem Patienten außerdem anhand des sich allmählich vergrößernden binokularen Blickfeldes bei der Vereinigung der Doppelbilder behilflich sein. Die sich über Monate hinziehende Wartezeit ist für den Patienten oft schwer erträglich, weshalb die Bedeutung der wiederholten Versuche, den Patienten zu beruhigen, nicht unterschätzt werden darf.

Behandlung

Eine aktive Intervention ist erst erforderlich, wenn die spontane Rückbildung zum Stillstand gekommen und unvollständig ist.

Operation. Sie ist jeder anderen Therapie vorzuziehen, denn nur mit dieser Maßnahme kann das Muskelgleichgewicht beider Augen wiedererlangt werden. Der Operateur darf allerdings nicht vergessen, daß der Idealzustand, nämlich binokulares Einfachsehen in allen Blickrichtungen – wenn überhaupt – evtl. erst nach mehreren Eingriffen erzielt werden kann. Da also ein vollkommen befriedigendes

Ergebnis zweifelhaft ist, ist es nicht ratsam, eine weitere Operation einzuplanen, wenn in den wichtigsten Bereichen bereits Binokularsehen möglich ist. So sollte sich nur ein wirklich erfahrener Chirurg an die Korrektur einer Abweichung bei extremer Elevation wagen, wenn beim Blick nach unten beschwerdefreies binokulares Einfachsehen besteht, da hierbei das Risiko eingegangen würde, daß sich die Augenstellung im unteren Blickfeldbereich verschlechtert. Dieser Hinweis ist besonders bei Kleinkindern gerechtfertigt, deren Eltern ein Schielen in der Elevationsstellung mehr auffällt als in späteren Jahren.

Prismen. Ist eine Operation aus bestimmten Gründen nicht diskutabel, kann eine prismatische Korrektur erwogen werden. Die Anpassung von Prismen ist beim paretischen Strabismus nicht einfach, da die Inkomitanz die Korrektur nur in einer bestimmten Stellung zuläßt.

Orthoptische Behandlung. Sie spielt beim paretischen Strabismus nur eine sehr untergeordnete Rolle. Die Orthoptistin kann zwar versuchen, die Rückbildung zu beschleunigen, indem sie das Fixierobjekt außerhalb des Fusionsareals mit dem Ziel anbietet, das binokulare Blickfeld zu vergrößern. Der Erfolg liegt aber mehr auf dem psychischen als dem physischen Sektor.

Einseitige Aphakie

Fälle mit einseitiger Aphakie erfordern eine von den Regeln abweichende Behandlung, da die mit diesem Krankheitsbild verbundenen Probleme ganz besonderer Art sind. Es handelt sich hier um Patienten, die – meistens als Folge einer traumatischen Katarakt – ein aphakes und ein normalsichtiges Auge besitzen.

Folgende Probleme müssen hierbei Beachtung finden:
Eine Amblyopie in betroffenen Auge kann sich insbesondere bei jungen Patienten sehr rasch entwickeln (außerdem beeinträchtigt natürlich jede Veränderung des Fundus' oder der brechenden Medien als Ergebnis des Traumas das Sehvermögen).

Der Verlust der Binokularfunktionen stellt sich ebenfalls sehr schnell ein, auch bei erwachsenen Patienten, wenn der Zeitraum zwischen dem Beginn der Katarakt und seiner Beseitigung mehr als vier Monate beträgt.

Die Abweichung des betroffenen Auges – meistens konvergent bei
Kindern und divergent bei Erwachsenen – ist die Folge der gestörten
Binokularfunktionen.

Aniseikonie ist eine unausbleibliche Folge der Katarakt. Das Bild
des aphaken Auges erfährt eine Vergrößerung von ungefähr 30 %
gegenüber dem phaken Auge; der Bildgrößenunterschied überschreitet demnach bei weitem die Höchstgrenze der Fusionsfähigkeit, die
im allgemeinen bei 5 % liegt.

Die Behandlung

Die Beseitigung der Katarakt muß so bald als möglich erfolgen, da
sich die Prognose zur Erreichung des binokularen Einfachsehens
rapide verschlechtert, wenn die Katarakt länger als drei Monate bestehen bleibt.

Eine orthoptische Untersuchung sollte direkt nach der Kataraktextraktion mit Probe-Kontaktlinsen vorgenommen werden, da die
Verschlechterung der Binokularfunktionen auch postoperativ noch
anhält. Besondere Beachtung muß dabei das Fusionspotential finden.
Es kann am Synoptophor, mit Prismen und Rotglas und insbesondere
mit dem Abdecktest ermittelt werden. In Ermangelung von Kontakt-
schalen ist die Untersuchung auch mit speziellen, für das Synoptophor konstruierten Bildern möglich.

Die Prognose

Die Prognose für ein binokulares Ergebnis hängt von dem Resul-
tat der oben erwähnten Fusionsprüfungen ab.

Die Auswahl der Fälle für eine Kontaktlinsenanpassung geschieht
unter Berücksichtigung der Prognose für das binokulare Einfachsehen. Bestehen keine Aussichten auf die Fusion beider Bilder, ist konstante Diplopie oder intensive Suppression im aphaken Auge die Folge,
so daß Haftschalen diesen Patienten nicht zum Vorteil gereichen.

Eine Korrektur der Abweichung ist nicht immer notwendig. Die
Hypertropie ist meistens nur anfänglich nachweisbar, und relativ
große Horizontaldeviationen können oft nach der Haftschalenanpas-
sung kontrolliert werden.

Ausdauer beim Tragen der Linse ist für einen Erfolg ausschlag-
gebend. Beschwerdefreies binokulares Einfachsehen stellt sich oft
erst nach Monaten ein.

Kapitel XI

Konservative Behandlungsmethoden

Nachdem die Grundsätze der Behandlung des Schielens in großen Zügen dargelegt wurden, soll in diesem Kapitel die Durchführung der verschiedenen nicht chirurgischen Behandlungsmethoden erörtert werden.

Behandlung der Amblyopie

Vor jeder Amblyopiebehandlung muß ein etwa vorhandener Brechungsfehler korrigiert werden, um die Voraussetzung für die Entwicklung einer möglichst guten Sehschärfe zu schaffen. Bei kleinen Kindern empfiehlt es sich, die Okklusion nicht sofort beim ersten Tragen der Brille anzubringen, um sie nicht plötzlich mit zwei anfangs sicher unbeliebten Maßnahmen zu belasten.

Behandlung der Amblyopie mit exzentrischer Fixation

Okklusion. Sie ist eine einfache und sehr wirksame Handhabe zur Beseitigung der exzentrischen Fixation; auf Grundsätzliches über die Auswahl der Fälle für eine derartige Behandlung wurde bereits im vorhergehenden Kapitel hingewiesen. Unabhängig davon ob die, Entscheidung auf die reguläre oder inverse Okklusion gefallen ist, muß sie total und ohne Unterbrechung getragen werden, da anderenfalls die Besserung unnötig verzögert wird.

Totale Okklusion verhindert die Entstehung eines Netzhautbildes. Eine Brillenokklusion ist bei exzentrischer Fixation im allgemeinen unzureichend; sie muß wenigstens einen Seitenschutz haben, damit auch periphere Randstrahlen nicht eindringen können. Am besten eignet sich die Pflasterokklusion am Gesicht, die jede Form- oder Lichtwahrnehmung unterbindet.

Die Rot-Filtermethode wird erst seit relativ kurzer Zeit angewandt. Hiermit werden nur die Zapfen, also hauptsächlich das Makulagebiet, durch die Einfallstrahlen gereizt, so daß die Fixation mit den in der Peripherie gelegenen Stäbchen verhindert wird. Der Filter wird von Kodak unter der Nr. 92 geliefert, ist aber auch als Ruby Kodaloid im Handel. Er wird am Brillenglas angebracht, während das andere, führende Auge total mit Pflaster okkludiert bleibt. Bisher veröffentlichte Behandlungsergebnisse lassen gute Erfolge vermuten.

Pleoptische Behandlung. Sie erfordert außerordentliche Fertigkeit und Erfahrung, um erfolgreich sein zu können. Diesen Anforderungen genügen nur wenige Ophthalmologen und auch nicht alle Orthoptistinnen. Weil die Pleoptik eine schwierige Spezialbehandlung darstellt, soll hier nur ein die Grundsätze umfassender Überblick gegeben werden. Denjenigen, welche sich mit dieser Behandlung aktiv befassen wollen, wird die äußerst vielseitige Literatur empfohlen und angeraten, wenn möglich persönliche Unterweisung in einer pleoptischen Abteilung zu suchen.

Anfänglich wurde die pleoptische Behandlung aus zwei Zentren geboren, deren Grundsätze gering voneinander abweichen – dem von Professor BANGERTER in St. Gallen und dem von Professor CÜPPERS in Gießen. Es sind die Cüppersschen Behandlungsmethoden, die besonders in Großbritannien populär geworden sind, und die deshalb hier umrissen werden sollen.

Korrekte Lokalisation. Um normale foveale Projektion zu erlangen (erstes Behandlungsstadium), werden im besonderen die Nachbilder benützt.

Pflasterokklusion des exzentrisch fixierenden Auges ist während der pleoptischen Behandlung unbedingt erforderlich. Sie darf erst dann auf das fixierende Auge umgewechselt werden, nachdem der normale Raumwert der Fovea wiederhergestellt werden konnte.

Das Euthyskop basiert auf dem Prinzip des Ophthalmoskops. Der Patient fixiert mit dem führenden Auge ein punktförmiges Licht durch einen an einem Kopfband angebrachten drehbaren Planspiegel. Der Spiegel muß so eingestellt werden, daß das amblyope Auge eine gerade Stellung einnimmt. Nun wird die Retina des exzentrisch fixierenden Auges mit dem Euthyskop beleuchtet, und zwar unter Aussparung der Fovea, durch den Schatten einer runden Scheibe. Daraufhin wird die Lichtintensität erhöht, während der Patient die

Fixation durch den Spiegel aufrechterhält. Er darf keinesfalls auf die
Scheibe im Euthyskop blicken, da sie sonst nicht mehr die Fovea
abschirmen würde. Nach ca. 20 Sekunden ist auf diese Weise ein
Nachbild erzeugt worden.

Das Projektoskop (Bild VIII, S. 85) dient demselben Zweck und
beruht ebenfalls auf der Erzeugung eines Nachbildes. Seine Anwendung gleicht der des Euthyskops; die Fovea wird objektiv durch einen
Stern gereizt. Durch einen Auslöser wird nun statt des Sterns die
runde Scheibe eingeschaltet und gleichzeitig die Lichtintensität für
eine vorher festgelegte Zeitspanne erhöht. (Bild VIII, S. 85).

Eine Flackereinrichtung dient daraufhin der Wiedererlangung der
fovealen Fixation und des normalen fovealen Raumwertes. Das
Gerät besteht aus einem weißen Schirm mit einem zentral angebrachten Kreuz. Die Wahrnehmung des Euthyskop-Nachbildes wird durch
die Flackerbeleuchtung akzentuiert. Die Okklusion wird hierfür auf
das führende Auge gewechselt und der Patient aufgefordert, seinen
Blick auf das Kreuz zu richten. Da dies mit dem exzentrischen Netzhautpunkt geschieht, erscheint das Kreuz nicht in der Mitte sondern
in einem peripheren Bereich (wegen des charakteristischen inkorrek-
ten Raumwertes der Fovea). Während nun die Orthoptistin ihren
Finger zentrifugal den Schirm entlang bewegt, verändert sich die
Augenstellung des Patienten, bis das Nachbild auf dem Kreuz lokalisiert wird. Die Fovea ist zwar jetzt auf das Kreuz gerichtet, der
Patient empfindet dieses aber nicht als geradeaus sondern als peripher
gelegen. Mit der Zeit lernt der Patient, die korrekte foveale Fixation
mit der Lokalisation des Nachbildes „geradeaus" in Einklang zu
bringen. Zwischenzeitliche monokulare Doppelbilder erklärt man
sich mit einer Doppelprojektion der Netzhautelemente während des
Überganges von der anomalen zur normalen Lokalisation.

Foveale Fixation. Die Behandlung konzentriert sich zwar jetzt auf
die Entwicklung der fovealen Fixation, wobei aber immer noch
streng auf den korrekten Raumwert der Fovea geachtet werden muß.
Während der Übungen wird wieder das Führungsauge okkludiert,
danach, d. h. zuhause, das andere.

Vom Nachbild wird in den Frühstadien noch Gebrauch gemacht,
um sich der fovealen Fixation gewiß zu sein. Während anfangs ein
positives Nachbild gesehen wurde, ist es in der nun folgenden Phase
erforderlich, ein negatives wahrzunehmen, d. h. ein dunkles peri-

pheres Feld mit einer hellen Scheibe im Zentrum. Auf diese Weise wird die foveale Fixation ermöglicht, während die peripheren Netzhautanteile gehemmt werden. Große Einzeloptotypen werden auf einem hellen Schirm angeboten, und der Patient wird angehalten, das foveale Nachbild auf dem Buchstaben zu lokalisieren.

Das Haidingersche Büschel stellt ein entoptisches Phänomen dar, das durch den Effekt von polarisiertem Licht auf den Henleyschen Fasern in der Fovea zustandekommt. Die Wahrnehmung des Haidingerschen Büschels wird durch blaues Licht und die Rotation der Polarisationsachse gefördert, wodurch die Büschel ebenfalls rotieren. Da dieses Phänomen allein der Fovea vorbehalten ist, findet die foveale Fixation durch das Erkennen des sich drehenden Büschels seine Bestätigung.

Im Koordinator wird von dem Haidingerschen Büschel Gebrauch gemacht. Er dient dem Zweck, die Koordination Hand – Auge zu normalisieren, ein weiteres Attribut der korrekten Lokalisation. Das Gerät ist hemisphärisch mit einer flachen Oberfläche, die eine runde, mit Glas versehene Öffnung aufweist, in der die Nicol-Prismen rotieren. Durch eine inwendige Beleuchtung wird es dem Patienten ermöglicht, durch das Glas das Haidingersche Büschel zu erkennen. Durchsichtige, diagrammartige Bilder aus Plastik oder Glas werden auf die Öffnung gelegt, und der Patient wird aufgefordert die Linien mit einem spitzen Stift zu verfolgen, während er das Büschel stets am Endpunkt der Spitze wahrnehmen sollte.

Visus. Erst wenn die foveale Fixation mit normaler Hand – Auge-Beziehung wiederhergestellt ist, kann daran gedacht werden, das Sehvermögen zu verbessern.

Hierzu bedient man sich des *Haidingerschen Büschels im Raum.* Der Patient wird vor einen weißen Magnetschirm gesetzt und blickt mit dem amblyopen Auge (das andere ist okkludiert) durch einen kleinen viereckigen Rahmen, der an einem Ständer befestigt ist. Innerhalb des Rahmens kreisen die Nicol-Prismen, so daß der Patient den Eindruck gewinnt, das Büschel sei auf den Schirm projiziert. Nun werden Buchstaben auf die magnetische Wand gesetzt, deren Lokalisation bei fovealer Fixation identisch mit der des Büschels ist. Zu Beginn werden sie einzeln, später in Reihen mit immer enger werdendem Abstand dargeboten.

Häusliche *Übungen zur Verbesserung der Sehschärfe* sind in diesem Stadium unerläßlich. Nützlich ist z. B. das Ausstreichen bestimmter

Buchstaben aus einer Zeitungsseite oder das Nachziehen der Konturen einer Zeichnung. In den einzelnen Kliniken sind die verschiedenartigsten Übungen erprobt worden. Die Okklusion muß jetzt ständig auf dem führenden Auge getragen werden, um das Sehen im amblyopen Auge zu fördern.

Sobald die foveale Fixation subjektive Untersuchungen erlaubt, sollten die binokularen Funktionen geprüft werden. Bei Patienten mit einer ehemals exzentrischen Fixation findet sich häufig eine anomale Netzhautkorrespondenz.

Die pleoptische Behandlung in Großbritannien beschränkt sich auf bestimmte Zentren in dicht besiedelten Bezirken. Dies liegt darin begründet, daß die Einrichtung einer pleoptischen Abteilung sehr teuer ist – mehr aber noch in der Tatsache, daß gute Ergebnisse nur erzielt werden können, wenn die Orthoptistin über weitreichende Erfahrung auf diesem Gebiet verfügt. Die für diese Therapie geeigneten Fälle reichen nicht aus , um in den kleineren Abteilungen diese Erfahrung zu vermitteln. Sie sollten deshalb zum nächstgelegenen Zentrum überwiesen werden, wo sich auch die Möglichkeit einer stationären Aufnahme bietet.

Behandlung der Amblyopie mit zentrischer Fixation

Okklusion. Sie stellt die in diesen Fällen wirkungsvollste Behandlungsform dar. Sie wird direkt angewendet, d. h. auf dem führenden Auge, um den Gebrauch des amblyopen Auges zu erzwingen.

Totale Okklusion. Sie verhindert die Formation eines Netzhautbildes und findet ihre Anwendung bei Patienten mit einer Sehschärfe von weniger als 6/18 im amblyopen Auge. Es stehen verschiedene Arten der totalen Okklusion zur Verfügung, und es empfiehlt sich, mit der drastischsten Methode zu beginnen. Sie ist bei hohen Amblyopien am wirksamsten und bietet die Gelegenheit, das Kind danach mit einer leichteren Form der Okklusion zu belohnen und es dadurch zur Weiterbehandlung zu ermutigen.

Pflasterokklusive werden aus porösem Pflaster hergestellt, in der Mitte wird ein Stück Tuch dagegengeklebt. Auf diese Weise wird sowohl die Licht- als auch die Formwahrnehmung unterbunden. Diese Okklusionsart, die auf dem Gesicht getragen wird, hat den Vorteil, daß sie schneller zum Erfolg führt als andere Okklusive, da

sie dem Kind nur wenig Möglichkeit bietet, seitlich hinauszu-
schauen. Die Nachteile sind das damit verbundene Unbehagen und
die bei kleinen Kindern gelegentlich zu sehenden Hautreaktionen.
Die Extension (Brillenokklusiv mit Seitenschutz) ist die andere
Möglichkeit der totalen Okklusion. Sie wird aus Leukoplast hergestellt, ist aber auch als Okklusiv aus Kunststoff im Handel erhältlich, das hinter das Brillenglas gedrückt wird. Es ist darauf zu achten,
daß der Okkludor an den Rändern der Haut anliegt, damit möglichst
wenig Licht Zutritt erhält. Patienten empfinden die Extension im
allgemeinen als angenehmer als das Pflaster; sie verführt aber auch
sehr leicht dazu, die Brille etwas anzuheben, wenn ein scharfes Sehen
erwünscht ist.

Bei der *Brillenokklusion ohne Seitenschutz* wird die Hinterfläche des
Glases mit Klebestreifen oder Folie verklebt. Wie auch bei der
Extension ist hier die gute Mitarbeit des Patienten erforderlich, da es
für ihn ein leichtes ist, über die Brille hinwegzusehen.

Partielle Okklusion. Sie verhindert zwar nicht die Bildentstehung,
setzt aber den Visus im Führungsauge herab. Sie findet ihre Anwendung, wenn das amblyope Auge annähernd das Sehvermögen des
führenden Auges erreicht hat und kann so abgestuft werden, daß der
Visus in beiden Augen gleichwertig ist. Dadurch wird die Alternation, das Hauptziel jeder Amblyopiebehandlung, gefördert. Partielle Okklusion ist außerdem bei geringgradigen Amblyopien mit
binokularem Einfachsehen angezeigt.

Einschleich- oder Sichtokklusive sind durchsichtige Klebefolien, die
sich als sehr nützlich erweisen, da sie in unterschiedlicher Dichte erhältlich sind und somit dem Visus des amblyopen Auges angepaßt
werden können.

Farbloser Nagellack ist eine Ersatzlösung. Die gewünschte Inten-
sität der Okklusion kann beim Auftragen berücksichtigt werden.
Vorsicht ist allerdings beim Entfernen des Lacks geboten, damit der
Rahmen oder die Gläser – falls aus Plastik – nicht beschädigt werden.

Zeitweise Okklusion ist nur in Fällen mit binokularem Einfachsehen
vorteilhaft, da nur dann der Gebrauch des amblyopen Auges auch
während der okklusionsfreien Periode gesichert ist.

Atropin findet manchmal bei Kleinkindern Gebrauch, wenn die
Haut durch das Pflaster geschädigt wird, oder wenn sie sich das
Pflaster fortwährend herunterreißen. 1 %ige Salbe wird einmal täglich

in das führende Auge gegeben. Da aber der Ziliarmuskel zu diesem Zeitpunkt noch unterentwickelt ist und eine volle Sehschärfe wegen der physiologischen Hyperopie nicht erreicht werden kann, ist der Pflasterokklusion, wenn immer möglich, der Vorzug zu geben. Hat das Kind eine Brille, empfiehlt es sich, das Glas vor dem fixierenden Auge vorübergehend zu entfernen und nur die Korrektur des amblyopen Auges zu belassen.

Sehübungen. In diesem Stadium sollte der Lehrer darauf hingewiesen werden, daß es nicht nötig ist, den Patienten vom Lesen und Schreiben zu dispensieren, wenn auch natürlich seine Leistungen schwächer sein werden als sonst. Kleine Kinder sollten sich zuhause mit Spielen beschäftigen, die den Anreiz auf das Sehen ausüben, wie z. B. Malen oder Bauen mit Legosteinen.

Die Mitarbeit und das Verständnis der Eltern ist unentbehrlich, nicht nur um das Tragen der Okklusion zu überwachen, sondern auch um unnötige Ängste der Kinder – z. B. vor der Schule oder dem Kindergarten – zu vermeiden. Die Eltern sollten darauf aufmerksam gemacht werden, daß sie dem Kind nicht etwa als Belohnung eine Okklusionspause versprechen dürfen, denn damit würden sie den Verlust des bisher Erreichten riskieren. Suppression des schielenden Auges führt nur allzurasch zu erneutem Absinken des Visus. Immer wieder sind Eltern enttäuscht darüber, daß das Auge zwar „wunderbar gerade" steht, wenn das andere okkludiert ist, aber die alte Schielstellung wieder einnimmt, sobald das Okklusiv abgenommen wird. Eine häufig geäußerte Befürchtung ist auch die, daß das Schielen auf das andere, gute Auge übergegangen sei, nämlich dann, wenn das Kind zu alternieren anfängt. Aus diesen Gründen ist es äußerst wichtig, daß genügend Zeit aufgebracht wird, um den Eltern das Ziel und den Sinn aller Behandlungsstadien verständlich zu machen.

Die Okklusionsdauer. Es ist unmöglich, die genaue Dauer der Behandlung vorauszusagen. Im allgemeinen sprechen jüngere Kinder schneller an als ältere; man beobachtet bei den Patienten aber nicht nur eine unterschiedliche Zeit zur Besserung von z. B. 6/36 auf 6/6, sondern auch die rasche Entwicklung zur Alternation in einem Fall, während ein anderer ein streng einseitiges Schielen beibehält, wodurch die Gefahr eines Rückfalles nach Wegnahme der Okklusion wesentlich größer ist. Gewöhnlich werden Kontrolluntersuchungen in monatlichen Abständen vereinbart, die anfangs auch öfter stattfinden können. Die Kontrollabstände sollten ebenfalls gegen Ende der Behandlung kürzer sein, um beim Versuch, die Alternation zu erreichen, zu vermeiden, daß die Amblyopie auf das ehemals führende Auge überwechselt.

Behandlung der binokularen Funktionen

Sie bleibt allein der Orthoptistin vorbehalten und soll deshalb nur in großen Zügen erläutert werden. Nach der Beseitigung etwa vorhandener anomaler Funktionen hat sie das Ziel, normale retinale Korrespondenz, gute Fusion und Stereopsis zu erreichen, so daß präoperativ die Voraussetzungen für das binokulare Einfachsehen geschaffen werden. Für viele Übungen bietet sich das Synoptophor an, da hiermit nach Ausgleich des Schielwinkels die bifoveale Reizung möglicht ist.

Anomale retinale Korrespondenz. Ihre Beseitigung ist äußerst schwierig, es stehen jedoch eine Reihe von Behandlungsmöglichkeiten zur Verfügung, bei denen man sich hauptsächlich des Synoptophors bedient. Dabei muß als Basis für die Wiederherstellung der fovealen Korrespondenz dem Patienten die subjektive Empfindung vermittelt werden, daß die binokulare Zusammenarbeit der nicht korrespondierenden Netzhautelemente inkorrekt ist. In jüngerer Zeit werden für diese Zwecke auch das Haidingersche Büschel und die Nachbilder benützt; beide entoptischen Phänomene sind jetzt auch im Synoptophor auslösbar. Während der Behandlungsintervalle muß der Patient konstante Okklusion tragen, um die Stimulation nichtkorrespondierender Netzhautpunkte zu verhindern.

Normale retinale Korrespondenz. Ihre Stabilisierung bedarf der sorgfältigen Behandlung am Synoptophor, wobei die subjektiven Angaben ständig objektiv kontrolliert werden müssen. Die Orthoptistin reizt beide Foveae mit Simultanbildern (z. B. Löwe und Käfig), bis der Patient in der Lage ist, subjektiv normale Korrespondenz zu demonstrieren, indem er einen Winkel einstellt, der dem objektiven Schielwinkel entspricht.

Suppression. Um wirksame Binokularfunktionen zu erhalten, ist es wichtig, die pathologische Suppression zu überwinden, was wieder vornehmlich am Synoptophor geschieht. Bilder mit immer kleiner werdenden Marken werden dem Patienten angeboten, und er wird angehalten, eine Röhre eigenhändig zu bewegen, bis die Bilder im objektiven Winkel überlagert erscheinen. Er stellt somit seinen subjektiven Schielwinkel ein, der schließlich dem objektiven entsprechen sollte. Zwischen den Behandlungsterminen wird ein Auge okkludiert, da andernfalls unvermeidlich wieder Hemmungsimpulse aktiv würden.

Fusion. Sobald die normale Netzhautkorrespondenz gesichert ist, kann mit Fusionsübungen begonnen werden, deren Erfolg aber von der vorherigen Beseitigung der Suppression abhängig ist. Am Synoptophor werden diesmal gleichartige Bilder gewählt, die im Schielwinkel fusioniert werden. Daraufhin wird der Fusionsbereich durch den Anreiz zur Konvergenz und Divergenz allmählich vergrößert. Ähnliche Übungen können auch mit Hilfe verschiedener Stereoskope und der Prismenleiste vorgenommen werden.

Stereoskopisches Sehen. Das Training der binokular-räumlichen Empfindung geschieht mit geringgradig disparaten Bildern, die in das Synoptophor oder in Stereoskope eingeschoben werden können.

Pathologische Diplopie. Die Wahrnehmung der pathologischen Diplopie ist aus zwei Gründen vorteilhaft: Erstens bringt sie den Beweis dafür, daß die Suppression überwunden ist, und zweitens vermittelt sie dem Patienten die subjektive Empfindung darüber, ob nach Korrektur der Abweichung binokulares Einfachsehen beibehalten wird oder nicht. Die Übungen schließen die Stimulation der peripheren Suppressionsareale ein (im Gegensatz zu den früheren Übungen, die sich mit der fovealen Suppression befaßten). Am Synoptophor werden die Bilder bei 0° angeboten, so daß die Fovea eines Auges zusammen mit einem peripheren Netzhautelement im anderen gereizt wird. Außer dem Synoptophor erweist sich der Gebrauch der Rot-Grünbrille oder eines Rotglases mit Prismen besonders für Hausübungen als sehr nützlich.

Es muß dringend davon abgeraten werden, den Patienten pathologische Diplopie zu lehren, ehe die Fusionsprüfung nicht ein positives Ergebnis gezeigt hat. Ausnahmen bilden Patienten, die noch so jung sind, daß sie die Suppression wieder erlernen können, falls sich binokulares Einfachsehen nicht einstellt. In früheren Jahren, als die orthoptische Behandlung noch des Verständnisses der prognostischen Grundsätze entbehrte, war die konstante Diplopie ohne Fusionsvermögen leider eine nur allzu häufige, unliebsame Folgeerscheinung.

Die Behandlungsdauer. Sie muß zwangsläufig vom Ausmaß der Degeneration der Binokularfunktionen abhängig sein. Können bei einem Kind Ansätze zur normalen Korrespondenz demonstriert werden, rechnet man mit ungefähr 3–4 wöchentlichen Übungen, um dann entscheiden zu können, ob eine Weiterbehandlung zweckdienlich ist. Nach weiteren 6–8 Behandlungen sind die binokularen Funktionen im allgemeinen soweit wiederhergestellt, daß mit der Entwicklung des binokularen Einfachsehens gerechnet werden kann. Kann jedoch Fusion von Anfang an nachgewiesen werden und ist die Suppression nicht sehr intensiv, gelangt man häufig auch schneller zum Ziel, während Fälle mit anomaler Netzhautkorrespondenz eine wesentlich längere Behandlungsdauer benötigen.

Behandlung zur Wiedererlangung des binokularen Einfachsehens

Bei allen Fällen, die mit einem manifesten Schielen behaftet sind, muß die Behandlung darauf ausgerichtet sein, die potentiellen binokularen Funktionen so zu verbessern, daß sie nach Korrektur der Abweichung praktisch verwertet werden können. In den meisten Fällen ist eine operative Geradestellung unumgänglich. Davon soll im folgenden Kapitel die Rede sein. Einige Schielarten hingegen sprechen auch auf konservative Behandlungsformen an, die das Ziel haben, eine manifeste Abweichung in eine latente umzuwandeln. Die unbedingte Voraussetzung hierfür ist ein potentiell funktionstüchtiges Binokularsehen, so daß es ratsam erscheint, Übungen zur Kontrolle der Abweichung solange hinauszuschieben, bis die ersten Behandlungsphasen erfolgreich abgeschlossen werden konnten.

Die Beziehung zwischen Akkommodation und Konvergenz. Der akkommodative Strabismus eignet sich am ehesten für eine konservative Behandlung, während der nicht akkommodativ und paretische Strabismus unbedingt der operativen Korrektur bedürfen. Drei Therapieformen stehen zur Verfügung.

Optische Behandlung. Die sphärische Korrektur kann bis zu einem gewissen Grade der Abweichung angepaßt werden, so daß der Aufwand an Akkommodation dem der Konvergenz gleichkommt, der erforderlich ist, um binokulares Einfachsehen aufrechtzuerhalten. Diese Angleichung muß natürlich in Einklang mit einem guten Visus gebracht werden.

Linsenvorhänger können als Übergangsmaßnahme verwendet werden, wenn sich zeigt, daß eine etwas stärkere oder schwächere Korrektur zum binokularen Einfachsehen verhilft. Um den Grad der erforderlichen Angleichung zu ermitteln, müssen Visus und Abdecktest mit Probiergläsern verglichen werden; Veränderungen dieser Art dürfen aber nur vorübergehend vorgenommen werden, bis das binokulare Einfachsehen stabilisiert ist. Diese Behandlungsform ist manchmal beim partiell akkommodativen Strabismus und in besonderem Maße als postoperative Maßnahme indiziert.

Bifokalgläser sollen beim akkommodativen Strabismus vom Typ des Konvergenzexzesses den Konvergenzüberschuß bei Nahfixation verhindern. Sie werden aber in England nur wenig angewandt. Konvexlinsen werden bei Nahfixation so lange verstärkt, bis sich beim Abdecktest keine manifeste Abweichung mehr zeigt. Diese Zusatzkorrektur ist nur als vorübergehende Maßnahme gedacht; sie sollte baldmöglichst wieder abgeschwächt werden, vorausgesetzt, daß das binokulare Einfachsehen weiterhin aufrechterhalten bleibt. Es ist ratsam, das untere Segment (es sollte bis zur Pupille reichen) in Form von Vorhängern an die normale Brille anzubringen, damit es leichter ausgewechselt werden kann.

Miotica. Sie sollen den günstigsten Einfluß auf das AC/A-Verhältnis ausüben. Darunter ist das Verhältnis zwischen der akkommodativen Konvergenz und der Akkommodation zu verstehen. Es drückt den Konvergenzaufwand aus, den der Patient mit einem bestimmten Ausmaß von Akkommodation verbindet. Die Auffassung, daß die Konvergenz die erforderliche Akkommodation induziert, wird jetzt allgemein geteilt. Eine der Theorien bezüglich der Ätiologie des akkommodativen Schielens besagt, daß diese Patienten einen erhöhten Aufwand an Konvergenz benötigen, um ein bestimmtes Ausmaß an Akkommodation zu erzielen, und deshalb einen akkommodativen Strabismus entwickeln. Miotica bewirken die periphere Reizung des Ziliarmuskels und damit der Akkommodation, so daß die Konvergenz einen erhöhten Effekt auf die Akkommodation ausübt. Durch die Anwendung von Miotica ist deshalb der Konvergenzüberschuß zur Erlangung der benötigten Akkommodation überflüssig geworden.

Die Miosis – ein Begleitphänomen – wirkt sich möglicherweise günstig auf die Tiefenwahrnehmung aus.

Zwei Krankheitsbilder sprechen auf eine derartige Therapie besonders gut an: der akkommodative Strabismus vom Typ des Konvergenzexzesses, um den Konvergenzüberschuß bei Nahfixation zu beseitigen (und um möglicherweise auch die Kontrolle der Abweichung ohne Brille zu bewirken) und postoperative Fälle, die einen geringen konvergenten Restwinkel aufweisen. Die idealen Voraussetzungen sind gute Fusion und Stereopsis, die Wahrnehmung der pathologischen Diplopie und eine nur mäßige Abweichung. Es ist aber durchaus richtig, auch bei kleineren Kindern, die für eine Vorbehandlung noch zu jung sind, eine miotische Behandlung zu versuchen. Zusätzlich finden Miotica auch in der Behandlung des rein akkommodativen Strabismus ihre Anwendung, wenn die Kontrolle der Abweichung mit anderen Methoden nicht möglich ist.

Ursprünglich wurde 2%iges *Pilocarpin* verwendet, die Ergebnisse waren allerdings nicht befriedigend. Es wird jetzt praktisch nur noch in postoperativem Stadium benützt.

Di-isopropyl-fluorophosphate (D.F.P.) 0,025 %ig nocte ist wesentlich wirksamer. Die Dosis wird in Stärke und Frequenz mit fortschreitender Manifestierung des binokularen Einfachsehens reduziert. Dieses Medikament ist allerdings wegen der manchmal zu beobachtenden Nebenreaktionen, wie Schmerzen über den Brauen, Iriszysten und konjunktivaler Injektion, nicht ganz ungefährlich und eignet sich deshalb nur bedingt zum Hausgebrauch.

Phospholin Jodate (P.I.) 0,125 %ig nocte zeigt ähnlichen Effekt wie D.F.P. Es wird als weniger gefährlich erachtet, erzeugt aber ebenfalls gelegentlich Nebenreaktionen. Wie auch beim D.F.P. wird die Dosis allmählich abgeschwächt.

Es ist möglicherweise empfehlenswert, anfänglich nur die halbe Dosis des Mioticums zu verordnen. Innerhalb von zwei Wochen zeigt es sich im allgemeinen, ob diese Therapie den gewünschten Effekt zeigt; die Tropfen können dann in der normalen Stärke verabreicht werden. Mit dem Abschwächen der Dosis sollte nicht vor einem Monat Behandlungsdauer begonnen werden. Die Therapie muß auch in abgeschwächter Form noch mehrere Monate hindurch fortgesetzt werden. Die Tropfenkur erstreckt sich über ungefähr sechs Monate, und es wird angeraten, erst die Stärke und dann die Frequenz zu reduzieren.

Orthoptische Untersuchungen sind während dieser Zeitspanne sehr wichtig, um die Stellung der Augen zu kontrollieren.

Orthoptisch-akkommodative Therapie. Dem Patienten kann die Kontrolle seiner konvergenten Abweichung mit Hilfe des Akkommodations Konvergenzmechanismus gezeigt werden. Am geeignetsten sind hierfür Fälle mit rein akkommodativem Strabismus, die auf diese Weise lernen, die Sehachsen ohne Brille geradezustellen. Die Orthoptistin lehrt die Kontrolle der Abweichung ohne Brille durch die Entspannung der Akkommodation. Da der Patient vorher die Wahrnehmung der pathologischen Diplopie erlernt hat, wird er sich des binokularen Einfachsehens subjektiv dadurch bewußt, daß er die Doppelbilder zu einem Bild vereinigt hat. In diesem Stadium ist das Bild natürlich verschwommen und wird bei einer Hyperopie von mehr als 3 D ohne Pluslinse auch niemals ganz scharf gesehen werden. Patienten mit einer geringeren Hyperopie können jedoch lernen, die Akkommodation von der Konvergenz so zu trennen, daß ein klares Netzhautbild entsteht.

Kontrolle der Abweichung durch Fusionskraft. Als isolierte Therapie ist sie kaum erfolgversprechend und beschränkt sich deshalb auf Patienten, die in einer Stellung, entweder bei Nah- oder Fernfixation, bereits binokulares Einfachsehen aufweisen. Hierfür ist die Wahrnehmung der pathologischen Diplopie unbedingte Voraussetzung. Die Orthoptistin lehrt den Patienten die Fusion der Doppelbilder mit Hilfe von Prismen, die in immer geringer werdender Stärke angeboten werden, oder indem sie den binokularen Blickfeldbereich allmählich erweitert. Sobald das Fixierobjekt doppelt gesehen wird, weiß der Patient, daß er schielt. Geräte wie der Remy-Separator und auch Stereogrammkarten können zusätzlich verwendet werden. Diese Behandlungsform zeigt sehr gute Erfolge, besonders wenn sie mit akkommodativen und chirurgischen Maßnahmen kombiniert wird, die noch besprochen werden sollen.

Die Kombination mehrerer Methoden. Es erscheint manchmal ratsam, verschiedene Behandlungsformen miteinander zu koppeln. So kann die Kontrolle der Abweichung, z. B. mit Hilfe von Miotica und Fusionsübungen oder durch eine optische Zusatzkorrektur in Verbindung mit orthoptisch-akkommodativer Behandlung erlernt werden. Obwohl die chirurgische Behandlung so wichtig ist, daß ihr ein gesondertes Kapitel zukommt, sollte sie als Glied in der Kette der

Behandlungsmöglichkeiten und nicht als isolierte Therapie angesehen werden. Auch der geschickteste Operateur kann die Auswirkung seiner Operation nicht auf ein Grad Genauigkeit vorherbestimmen. Dieser Unsicherheitsfaktor wird aber mit zunehmender Fertigkeit und Erfahrung auf ein Minimum beschränkt, so daß die noch verbleibende Deviation so gering ist, daß sie ohne Schwierigkeiten kontrolliert werden kann. Da aber die chirurgische Behandlung mit anderen Methoden kombiniert werden kann, liegt auch eine etwas stärkere postoperative Restdeviation noch im Rahmen des Kompensationsvermögens. **Postoperative Behandlung.** Sie ist vor allem dann angezeigt, wenn sich das binokulare Einfachsehen nicht direkt nach der Operation einstellt. Die Behandlung ist am wirksamsten, wenn sie möglichst dicht im Anschluß an die Operation angesetzt wird. Es ist deshalb sehr vorteilhaft, wenn die orthoptische Abteilung engen Kontakt mit der entsprechenden Station hat.

Vorhängelinsen, die den Akkommodationsbedarf der Stellung der Augen anpassen, finden ihre Anwendung bei akkommodativ bedingten Deviationen. Bei postoperativer Konvergenz sollte eine hyperopische Korrektur verstärkt und eine myopische Korrektur abgeschwächt werden. Umgekehrt muß bei postoperativer Divergenz eine hyperopische Korrektur verringert und eine myopische verstärkt werden. Diese Maßnahmen dürfen – besonders bei Myopien – nur vorübergehend vorgenommen werden und sollten mit orthoptischer Behandlung einhergehen, so daß die Zusatzkorrekturen abgeschwächt und schließlich ganz weggelassen werden können.

Vorhängeprismen lenken die Einfallstrahlen zur Fovea ab und erweisen sich deshalb bei nicht akkommodativ bedingten Abweichungen als vorteilhaft. Ordiniert wird das schwächste Prisma, mit dem binokulares Einfachsehen erreicht wird. Zusätzlich müssen in der orthoptischen Abteilung Fusionsübungen durchgeführt werden, so daß die Prismen abgeschwächt und so bald als möglich abgenommen werden können; denn das längere Tragen einer solchen prismatischen Korrektur ist nicht wünschenswert.

Fusionsübungen können auch ohne optische Hilfsmittel zum Erfolg führen, wenn sie innerhalb der ersten postoperativen Tage zweimal täglich vorgenommen werden.

Miotica sind bei konvergenten Restdeviationen mit akkommodativem Charakter möglicherweise nützlicher als Vorhängelinsen. Sie können direkt postoperativ verabreicht werden.

Behandlung zur Festigung des binokularen Einfachsehens

Verfügt der Patient über potentiell vorhandene Binokularfunktionen, können verschiedene Wege zu einem funktionellen Ergebnis führen. Wird aber der Parallelstand der Augen nicht durch orthoptische Behandlung unterstützt, um das binokulare Einfachsehen zu konsolidieren, ist der Erfolg oft nur vorübergehend. Um einer Dekompensation vorzubeugen, sollten deshalb in Form von Übungen die binokularen Reaktionen auf normale Reize gemeistert werden.

Fusion. Die Verbesserung der Fusionsbreite ist vor allem bei ehemals großem Schielwinkel indiziert. Bei einem ursprünglich starken Strabismus convergens z. B. bot sich präoperativ praktisch keine Möglichkeit, die positive Fusionsbreite zu bessern.

Konvergenz und Akkommodation. Konvergenz ist eine äußerst wichtige Funktion und kann auf die verschiedenste Art und Weise trainiert werden, während die Akkommodation weit weniger Beachtung bedarf. Ihre Wechselbeziehung hingegen ist so wesentlich, daß sie niemals unterschätzt werden sollte. Akkommodations-Konvergenzübungen bilden den Hauptanteil der Behandlung, nachdem binokulares Einfachsehen wiedererlangt werden konnte, besonders in Fällen, deren Abweichung akkommodativen Charakter aufwies.

Relative Konvergenz ist die Fähigkeit, die Konvergenz unabhängig von der Akkommodation zu betätigen. Sie wird durch den Fusions-Vergenzreflex geregelt.

Prismen können zur Verbesserung dieser Funktion dienen. Der Patient fixiert das Schriftbild einer Nahprobentafel – wodurch die Aufrechterhaltung der statischen Akkommodation gewährleistet wird – während ihm allmählich stärker werdende Prismen Basis innen vorgehalten werden (Konvergenz wird reduziert = relative negative Konvergenz), oder Basis außen (Konvergenz wird verstärkt = relative positive Konvergenz). Bei der Prüfung muß darauf geachtet werden, daß das Schriftbild deutlich und einfach gesehen wird.

Linsen werden in ähnlicher Weise angewendet. Diesmal bleibt die Konvergenz konstant, während die Akkommodation mit Konkavlinsen verstärkt oder mit Konvexlinsen reduziert wird. Die Ergebnisse wurden ursprünglich mit relativer Akkommodation nominiert; da aber in letzter Zeit durchgeführte Untersuchungen ergaben, daß die Akkommodation nur durch den Akt der Konvergenz hervorgerufen werden kann, wird jetzt angenommen, daß der Anpassungsvorgang in Etappen stattfindet: 1. Veränderung des Akkommodations- und Konvergenztonus, 2. Fixierung der Akkommodation und 3. relative Reduktion der Konvergenz.

Hindernislesen ist eine Übung, die der Trennung der Akkommodation von der Konvergenz sehr förderlich ist. Sie basiert auf heteronymer physiologischer Diplopie. Das Hindernis ist z. B. ein senkrechter Stab, der zwischen Schriftbild und das Gesicht gehalten wird; er fungiert als subjektive Kontrolle des binokularen Einfachsehens. Solange nämlich die bifoveale Fixation aufrechterhalten bleibt, wird der Stab doppelt gesehen und blockiert keinen Teil des dargebotenen Textes. Sobald das binokulare Einfachsehen aufgegeben wird, verschwindet das Doppelbild, und der Stab verdeckt ein Wort oder eine Silbe des Schriftbildes. Man beginnt mit großer Schrift und läßt sie allmählich kleiner werden, was der vermehrten Aktion des Akkommodationsapparates bedarf. In den letzten Behandlungsphasen helfen Vorhänge-Konkavlinsen, die allmählich verstärkt werden, die Akkommodation zu stimulieren, während die Konvergenz gleich bleibt.

Weitere Geräte, wie das Holmsche und das Asher-Lawsche Stereoskop, das Diploskop und Stereogrammkarten, dienen ebenfalls dem Training der relativen Konvergenz. Gerade auf diesem Gebiet sind die therapeutischen Möglichkeiten ungeheuer vielseitig.

Derartige Übungen zur Herstellung einer besseren Elastizität zwischen Akkommodation und Konvergenz sind besonders beim rein akkommodativen Strabismus convergens indiziert und stellen u. U. den Hauptanteil der orthoptischen Therapie dar. Der Patient gewinnt in immer höherem Maße die Unabhängigkeit von seiner hyperopischen Korrektur. Diese Anpassung ist im allgemeinen bis zu 3 D möglich, so daß Patienten mit einer geringen oder mäßigen Hyperopie und einem rein akkommodativen Strabismus immer weniger auf ihre Brille angewiesen sind und sie zu bestimmten Gelegenheiten sogar ganz abnehmen können.

Der binokulare Visus. Er gibt Aufschluß darüber, bis zu welchem Ausmaß Akkommodation ohne Konvergenz möglich ist. Es genügt nicht, einfach den Visus mit beiden Augen zu prüfen, da der Patient möglicherweise schielt, um scharf zu sehen. Vielmehr muß die Stellung der Augen durch den Abdecktest fortwährend überprüft werden, um damit das Beibehalten des binokularen Einfachsehens zu bestätigen. Nach Abschluß der orthoptischen Behandlung sollte der binokulare Visus dem monokularen des schlechteren Auges gleichkommen, und zwar sowohl mit Brille als auch mit um 3D abgeschwächter Korrektur.

Die Behandlungsdauer. Die Zeit, die zur Festigung des binokularen Einfachsehens benötigt wird, ist von Fall zu Fall verschieden. Patienten mit nicht akkommodativem Strabismus kommen möglicherweise mit 3–4 Übungsbehandlungen aus, während jene mit einer gestörten Akkommodations-Konvergenzbeziehung wesentlich mehr Zeit in Anspruch nehmen. Sowohl der Erfolg als auch die Dauer der Behandlung ist in hohem Maße von gewissenhaft durchgeführten Hausübungen abhängig.

Die Rolle der Orthoptistin

Die konservative Behandlung wird natürlich vorwiegend in der orthoptischen Abteilung durchgeführt. Das Aufgabengebiet einer Orthoptistin beschränkt sich jedoch nicht nur auf die eigentliche Behandlung sondern schließt auch die Auswahl der für eine derartige Therapie geeigneten Fälle ein. Eine Orthoptistin sollte außerdem dazu in der Lage sein, die zur Verfügung stehenden Behandlungsmöglichkeiten auf den jeweiligen Fall abzustimmen, also beurteilen können, ob eine Okklusions-, pleoptische, optische, medikamentöse oder operative Therapie in Frage kommt – oder eine Kombination dieser Möglichkeiten; und muß auch deren Reihenfolge bestimmen können. Hierbei ist die enge Zusammenarbeit zwischen dem Ophthalmologen und der Orthoptistin eine unbedingte Voraussetzung.

Kapitel XII

Operative Behandlung

Indikationen für eine Operation

Die operative Korrektur eines Schielens erfolgt aus zwei Gründen: Erstens zur Erreichung des beschwerdefreien binokularen Einfachsehens und zweitens zur Wiederherstellung eines befriedigenden kosmetischen Eindruckes. Die Fälle sollen unter den folgenden Gesichtspunkten besprochen werden: gute Prognose; zweifelhafte Prognose; schlechte Prognose und besondere Probleme.

Gute Prognose

Bei diesen Fällen können nach Beseitigung einer etwa vorhandenen Amblyopie Binokularfunktionen nachgewiesen werden.

Strabismus concomitans

Ein konstantes Schielen sollte operativ beseitigt werden sobald beiderseits gleicher Visus besteht, so daß die Entwicklung der binokularen Reflexe nicht behindert wird und anomale Reflexe sich nicht ausbilden können. Die Operation sollte deshalb ohne Verzug vorgenommen werden. Meistens erfolgt sie unilateral, an den beiden horizontalen Recti-Muskeln des nicht führenden Auges.

Beim intermittierenden Schielen ist die Korrektur nicht in demselben Maße dringend, da die Binokularfunktionen nicht so rasch unterminiert werden. Die Operation beim Strabismus convergens mit Konvergenzexzeß ist nur dann angezeigt, wenn eine medikamentöse (Miotica) und orthoptische Behandlung nicht den gewünschten Erfolg brachte oder aus bestimmten Gründen nicht durchgeführt werden konnte. Fälle mit Strabismus convergens vom Typ der Divergenzschwäche benötigen dagegen immer eine operative Geradestellung, desgleichen ein Strabismus divergens. Der Zeitpunkt der Operation beim periodischen Strabismus divergens gibt aber immer wieder zu Kontroversen Anlaß. Die Verfechter der Spätoperation begründen ihre Ansicht damit, daß die Mitarbeit des Patienten für die prä- und postoperative Behandlung ausreichend sein müsse; andere sind der Ansicht, daß auch eine intermittierende Deviation so bald als möglich beseitigt werden sollte. Es wird jedoch niemand das Verschieben der Operation verantworten können, wenn die Binokularfunktionen Anzeichen einer Verschlechterung zeigen.

Im Gegensatz zum konstanten Strabismus wird beim intermittierenden Schielen gewöhnlich eine bilaterale Operation gewählt, wobei der Eingriff an den lateralen Rectus-Muskeln die Abweichung in der Ferne, und der an den medialen Rectus-Muskeln die Abweichung in der Nähe korrigieren soll.

Strabismus incomitans

Angeborenes paretisches Schielen. Fälle mit einer kongenitalen Parese sind nur dann prognostisch günstig zu beurteilen, wenn eine kompensatorische Kopfhaltung eingenommen wird. Patienten mit diesem Krankheitsbild suchen entweder im Kindes- oder im Erwachsenenalter zum ersten Male einen Augenarzt auf. Bei Kindern ist eine Operation indiziert, um erstens die Zwangshaltung zu beseitigen und zweitens einer Dekompensation in späteren Jahren vorzubeugen. Erwachsene hingegen brauchen sich dieser Maßnahme nur zu unterziehen, wenn sie Beschwerden haben.

Die operative Behandlung wird gewöhnlich in folgender Reihenfolge durchgeführt: Erstens Schwächung des kontralateralen Synergisten, zweitens Schwächung des direkten Antagonisten und möglicherweise drittens Stärkung des paretischen Muskels.

Die Prognose zur Erreichung des binokularen Einfachsehens in allen Blickrichtungen ist besonders günstig, wenn die Behandlung im Kindesalter erfolgt. Bei Erwachsenen ist die seit Jahrzehnten bestehende Kopfhaltung meistens so fixiert, daß ihre Beseitigung oft mit großen Schwierigkeiten verbunden ist.

Das „A"- und „V"-Phänomen. Obwohl hier primär eine Störung im Bereich des vertikalen Muskelgleichgewichtes vorliegt, werden sie durch die veränderliche Horizontaldeviation bei Elevation und Depression charakterisiert. Es ist z. B. möglich, daß bei einem „A"-Phänomen mit einer divergenten Abweichung binokulares Einfachsehen bei Elevation konstant, in der Primärstellung aber nur noch periodisch erhalten bleibt und bei Depression in eine manifeste Divergenz zerfällt. Diese Form der Abweichung ist auf eine einseitige oder beidseitige Parese des M. rectus inferior zurückzuführen. Die Zunahme der Horizontaldeviation bei Depression liegt in der geschwächten adduzierenden Sekundärfunktion des betroffenen Muskels begründet. Dies hat die Überfunktion der Abduktion der kontralateralen Mm. obliqui superiores zur Folge.

Zur Behandlung der Fälle mit „A"- und „V"-Phänomenen stehen mehrere operative Möglichkeiten zur Verfügung.

1. Ist das „A"- oder „V"-Phänomen nicht sehr ausgeprägt und die Überfunktion eines der Vertikalmotoren nur geringfügig, genügt ggf. eine Operation an den Horizontalmotoren. Die Wahl dieser Operation hängt von der Art der Abweichung ab. Da die medialen Recti-Muskeln hauptsächlich für den Nahbereich und den Blick nach unten gebraucht werden, würde eine Operation an diesen Muskeln der Vorzug gegeben werden, wenn die Abweichung nach unten zunimmt. Umgekehrt würde die Wahl auf die Mm. recti externi fallen, wenn die Abweichung nach oben stärker ist, da diese Muskeln besonders für Elevation und den Blick in die Ferne verantwortlich sind. Bei einem Strabismus convergens mit „V"-Phänomen z. B. wird eine stärkere Konvergenz bei Depression gemessen, so daß hier eine Schwächung der Mm. recti interni angebracht erscheint. Bei einem Strabismus divergens mit „V"-Phänomen zeigt sich die größere Abweichung bei Elevation, so daß hier eine Schwächung der Mm. recti externi indiziert wäre.

2. Für besonders ausgewählte Fälle mag der Eingriff an den Horizontalmotoren geeignet sein, er berücksichtigt allerdings nicht den ursächlichen Faktor des „A"- und „V"-Phänomens. Aus diesem Grunde wird eine Operation an den Vertikalmotoren häufig bevorzugt. Meistens wird die Überfunktion des kontralateralen Synergisten geschwächt. Bei einer Divergenz mit „V"-Phänomen z. B. besteht eine Einschränkung des M. rectus superior, was eine Schwächung des kontralateralen M. obliquus inferior nötig macht. Ist die Divergenz mit einem „A"-Phänomen verbunden, dann ist der M. rectus inferior paretisch und der kontralaterale M. obliquus superior

müßte geschwächt werden. Konvergente Abweichungen mit einem
„V"-Phänomen zeigen eine Parese des M. obliquus superior, was eine
Schwächung des kontralateralen M. rectus inferior nötig macht. Bei
konvergenten Abweichungen mit „A"-Phänomen ist der M. obliquus
inferior betroffen, so daß die schwächende Operation des kontralateralen M. rectus superior indiziert ist.

Gelegentlich wird auch der primär betroffene Muskel verstärkt,
es können aber – wie schon erwähnt – auch die Muskeln beider Augen
paretisch sein, so daß eine bilaterale Operation erforderlich ist.

Diese operativen Maßnahmen an den Vertikalmotoren sollen die
symmetrische Motilität beider Augen wiederherstellen und die Horizontaldeviation dort verringern, wo sie maximal auftritt. In vielen
Fällen nimmt die horizontale Abweichung jedoch solche Ausmaße
an, daß ein kombinierter Eingriff an den Vertikal- und Horizontalmotoren sinnvoller ist. Bei einer Divergenz mit „V"-Phänomen z. B.
müßten beide Mm. obliqui inferiores und beide Mm. recti externi
geschwächt werden. Manchmal empfiehlt es sich, die Korrektur in
Etappen durchzuführen.

3. In selten gelagerten Fällen, bei denen die Horizontaldeviation
in der Primärstellung nur geringfügig ist, kann noch eine Korrektur
anderer Art an den Vertikalmotoren vorgenommen werden, indem
die Ansätze der Mm. recti superiores et inferiores zur nasalen Seite
verlagert werden, wenn beim Blick nach oben oder unten eine Divergenz besteht. Die Verlagerung der Ansätze zur temporalen Seite
korrigiert eine Konvergenz bei Elevation oder Depression.

Erworbener paretischer Strabismus. Fälle, bei denen die Parese nach
einer kürzlich erworbenen Läsion eines die Augenmuskeln versor-
genden Nerven aufgetreten ist, haben potentiell eine gute Prognose.
Wenn die Läsion erst nach der Entwicklung der Binokularfunktionen
eintritt, wird nach Parallelstand der Sehachsen häufig ein befriedigendes binokulares Ergebnis erzielt werden können. Eine operative Behandlung sollte jedoch erst dann vorgenommen werden, wenn a) die
Ursache und somit die Prognose bekannt ist, b) einige Zeit vergangen
ist, um das maximale Ausmaß der Rückbildung zu ersehen und
c) durch eine gründliche orthoptische Untersuchung die Diagnose
des geschädigten Muskels (oder der Muskeln) gesichert ist. Es ist
natürlich widersinnig, ein paretisches Schielen operativ anzugehen,
das z. B. als Folge von Multipler Sklerose, eines zerebralen Aneurys-

mas, Neoplasmas oder irgendeiner anderen Erkrankung aufgetreten ist, wodurch eine passagere oder progrediente Parese verursacht sein kann.

Die folgenden Fälle mit erworbenen Paresen sind für eine operative Korrektur geeignet, wenn eine vollständige Rückbildung nicht stattgefunden hat und die Abweichung sechs Monate lang konstant geblieben ist.

1. Augenmuskelnerven betreffende Schädelfrakturen,
2. lokale Verletzung der Orbitae unter Mitbeteiligung der Augenmuskeln durch Frakturen oder Dislokationen der Orbitawände; manchmal auch nach einem operativen Trauma des Sinus frontalis oder operativer Behandlung einer Netzhautablösung,
3. entzündliche zerebrale Prozesse, die ausgeheilt sind, aber als Restzustand eine Parese hinterlassen haben, wie bei tuberkulöser Meningitis oder Encephalitis,
4. vaskuläre Erkrankungen, z. B. ein zerebrales Aneurysma bei ophthalmoplegischer Migräne, zerebraler Blutung oder Thrombose bei arteriosklerotischen Patienten,
5. direkte Affektion der Muskeln durch endokrine Störung, wenn diese unter Kontrolle gebracht worden ist.

Durch die Parese entsteht eine Überfunktion des kontralateralen Synergisten und im Laufe der Zeit die Kontraktur des direkten Antagonisten des gelähmten Muskels, sowie eine Einschränkung des kontralateralen Antagonisten. Die Wahl der Operation fällt meisten auf die Schwächung des kontralateralen Synergisten oder des direkten Antagonisten. Zusätzlich kann auch der paretische Muskel oder der kontralaterale Antagonist verstärkt werden. Um ein zufriedenstellendes Ergebnis zu erzielen, empfiehlt es sich, die Operation ggf. in mehreren Sitzungen durchzuführen.

Bei einigen Fällen ist eine operative Therapie kontraindiziert, vornehmlich bei älteren Patienten. Die Behandlung beschränkt sich dann auf die Beseitigung der Doppelbilder unter Zuhilfenahme von Prismen oder Okklusion.

Das Ziel der Operation ist die Wiederherstellung der Parallelität in der Primärstellung. Wesentlich ist eine Erweiterung des binokularen Blickfeldes, auch wenn die volle Beweglichkeit nicht immer erreicht werden kann.

Zweifelhafte Prognose

Diese Kategorie schließt Patienten ein, bei denen die Mitarbeit
für die Diagnose des binokularen Sehens noch nicht ausreicht, die
aber noch so jung sind, daß eine Frühoperation die Hoffnung auf die
Entwicklung des binokularen Einfachsehens erlaubt.

Strabismus concomitans

Besteht bei einem Kleinkind ein konstantes Schielen, das die
Merkmale eines beidseitigen Abduktionsdefizites und des dreiteiligen
Blickfeldes aufweist, ist eine Frühoperation indiziert, um die Entwicklung des binokularen Einfachsehens zu ermöglichen. Unter
„früh" ist eine Korrektur innerhalb er ersten anderthalb Jahre zu verstehen. Viele empfehlen aber die Geradestellung schon im Alter von
einem Jahr oder neun Monaten. Die weiteren Vorteile einer Frühoperation werden erstens von den Eltern begrüßt, da sich der kosmetische Eindruck des Kindes spontan verbessert; zweitens ist das
psychische Trauma in diesem Alter geringer; und drittens werden
Sekundärveränderungen an den Augenmuskeln – durch die fortwährend Konvergenzstellung bedingt – verhindert. Der Nachteil
dieses Vorgehens ist, daß ein zu großzügiger Eingriff eine Divergenz
in späteren Jahren bewirken kann, wenn sich kein binokulares Einfachsehen einstellt.

Bei älteren Kindern gilt der Grundsatz: je früher das Schielen
auftrat und je länger es besteht, desto schlechter ist die Prognose.
Der Vorteil einer Sofort-Operation ist somit offensichtlich, denn
durch die Verkürzung der Schieldauer bessert sich die Chance für die
Entwicklung des Binokularsehens, und die Behandlung kann vor dem
Schuleintritt abgeschlossen werden, was sowohl vom ökonomischen
als auch vom psychischen Standpunkt aus gesehen erstrebenswert ist.

Strabismus incomitans

Beim angeborenen paretischen Strabismus ohne Zwangshaltung
können mehrere der äußeren Augenmuskeln betroffen sein. Die Abweichung beschränkt sich entweder nur auf die vertikale Ebene oder
weist zusätzlich eine horizontale Komponente auf. Anzeichen für

binokulares Sehen sind nicht vorhanden, da die Zwangshaltung als Begleitphänomen ausfällt und die Inkomitanz die Diagnose des Binokularsehens sehr erschwert. Es ist von größter Wichtigkeit, daß bald nach der Amblyopiebehandlung die operative Behandlung stattfindet, um Parallelstand in möglichst allen Blickrichtungen zu erreichen. Nur dann besteht noch Hoffnung, daß sich in einigen Fällen binokulares Einfachsehen entwickelt. Die Diagnose der primär betroffenen Muskeln ist oft schwer. Beim Operationsplan sollte jedoch immer berücksichtigt werden, daß ein befriedigendes Ergebnis nur dann erzielt werden kann, wenn die primäre Vertikaldeviation korrigiert wird. Wieder empfiehlt sich unter Umständen ein Vorgehen in Etappen.

Schlechte Prognose

Hier liegt ein unüberwindliches Hindernis für die Entwicklung des binokularen Einfachsehens vor. Als Beispiele seien Fälle mit unbeeinflußbarer Amblyopie ohne Anzeichen für Fusion, pathologische Veränderungen im Bereich der brechenden Medien, der Makulae oder der Sehbahn angeführt. Hier ist eine Operation nur dann angebracht, wenn der kosmetische Eindruck diesen Schritt rechtfertigt.

Strabismus concomitans

Ist bei einem konstanten Strabismus convergens concomitans eine Operation indiziert, sollte sie am nicht führenden Auge vorgenommen werden. Gewöhnlich wird die Funktion des M. rectus internus geschwächt und die des M. rectus externus gestärkt. Da diese Fälle in späteren Jahren meist eine Tendenz zur Divergenz zeigen, ist es ratsam, die Abweichung nicht völlig zu korrigieren.

Vorsicht ist außerdem geboten, wenn bei Kleinkindern eine hohe Hyperopie besteht, da auch hier die Gefahr der konsekutiven Divergenz besteht. Wenn sich jedoch infolge der schon lange bestehenden Abweichung bereits Kontrakturen ausgebildet haben, ist eine ausgiebigere Korrektur angezeigt.

Bei geringgradigen Esotropien mit einer Tendenz zur anomalen Netzhautkorrespondenz sollte die Parallelität der Sehachsen angestrebt werden, damit wenigstens einigen Fällen die Chance zur Entwicklung der normalen retinalen Korrespondenz geboten wird. Die Ergebnisse sind jedoch im allgemeinen enttäuschend, da die Augen erfahrungsgemäß dazu tendieren, wieder in die ursprüngliche Stellung abzuweichen. Deshalb sollte von einer Operation Abstand genommen werden, wenn das Schielen kosmetisch nicht störend wirkt. Eine brauchbare Form des binokularen Sehens (z. B. Fixationsdisparität) stellt sich unter Umständen auch ohne Therapie ein.

Die Operation beim Strabismus divergens kann großzügiger gehandhabt werden, da in Ermangelung der Fusion die Augen später wieder zur Divergenz tendieren.

Strabismus incomitans

In diesen Fällen findet sich neben der horizontalen Abweichung oft eine erhebliche vertikale Komponente. Aus kosmetischen Gründen ist es wichtig, die vertikale Deviation möglichst genau zu korrigieren. Gerade eine Höhenabweichung stellt eine starke Fusionsschranke dar. Gelingt es, sie zu beseitigen, kann möglicherweise noch irgendeine Form des Binokularsehens erlernt werden.

Besondere Probleme

Das Sheath-Syndrom des M. obliquus superior

Es ist durch eine partielle oder komplette Einschränkung der Elevation bei Adduktion charakterisiert, wobei jedoch in der Primärposition keine oder eine nur geringe Hypotropie des betroffenen Auges demonstriert werden kann. Bei Adduktion weicht das betroffene Auge nach unten ab, das andere bei Abduktion nach oben. Die Diagnose erfährt ihre Bestätigung durch die passive Beweglichkeitsprüfung in Narkose. Das betroffene Auge kann nicht nach oben nasal rotiert werden.

Die Ursache ist eine zu kurze vordere Sehnenscheide des M. obliquus superior, wodurch der Bulbus mechanisch an der Rotation nach oben innen gehindert wird. Bei der operativen Behandlung wird meistens der M. obliquus superior durch eine freie Tenotomie geschwächt. Ist das Syndrom nur wenig ausgeprägt, genügt evtl. das Freipräparieren der Sehne.

Das Duanesche Retraktions-Syndrom

Es wird meistens als kongenitale muskulo-fasziale Anomalie angesehen und kann in einigen Fällen mit einer anomalen Kopfhaltung
kompensiert werden. Das klinische Bild ist von Fall zu Fall verschieden; die hervortretenden Merkmale sind jedoch fast immer mangelnde
Abduktion und Adduktion, verbunden mit einer Retraktion des
Bulbus und scheinbarer Ptosis bei versuchter Adduktion. Die Ätiologie ist umstritten und soll hier nicht erörtert werden.

Das Ergebnis einer operativen Intervention ist so enttäuschend,
daß sie meistens nur in Fällen mit subjektiven Beschwerden oder bei
sehr auffallender Zwangshaltung diskutabel ist.
Wahrscheinlich ist es am vorteilhaftesten, den M. rectus internus
des nicht betroffenen Auges zu schwächen. Eine geringe Verbesserung des Zustandes kann manchmal auch durch das Abtrennen der
Check-Ligaments im betroffenen Auge erreicht werden, da die Bewegung im horizontalen Bereich dann weniger behindert ist. Muskel-
transplantationen sind in diesen Fällen ungeeignet.

Strabismus fixus

Auch hier handelt es sich um eine kongenitale Anomalie mit
Retraktion des Bulbus, die aber weit weniger häufig zu beobachten
ist. Das Auge ist in Adduktionsstellung fixiert, und die Abduktion
ist unmöglich, weil der Ansatz des zu kurzen, fibrösen M. rectus
internus zum Äquator hin verlagert ist.

Die operative Behandlung geschieht durch eine freie Tenotomie
des M. rectus internus, wobei fibröse Verbindungen gelöst werden
sollten. Zusätzlich wird der M. rectus externus verkürzt. Die Hoffnung beschränkt sich aber allein auf die Verbesserung des kosmetischen Bildes.

Nystagmus

Beim manifesten Nystagmus kann eine Zwangshaltung die
Amplitude möglicherweise verringern. Eine bilaterale Operation
trägt wesentlich zur Verbesserung des kosmetischen Eindruckes bei
und bringt auch funktionelle Vorteile, wenn die Geradestellung der
Sehachsen auch in der Aufgabe der Zwangshaltung resultiert. Ist zum

Beispiel der Nystagmus bei Gesichtswendung nach rechts blockiert, so daß die Augen nach links gewendet sind, wird eine Rücklagerung des M. rectus internus rechts und des M. rectus externus links vorgenommen; bei starker Gesichtsdrehung ist zusätzlich die Verkürzung des M. rectus externus rechts und die des M. rectus internus links erforderlich.

Latenter Nystagmus ist nur bei Dissoziation nachweisbar und geht manchmal mit Strabismus convergens einher. Durch die Korrektur der Abweichung in der Primärposition wird der Nystagmus oft zum Erliegen gebracht.

Einseitige Aphakie

Nach der Kataraktextraktion tendiert das aphake Auge zur Divergenz. Die Anpassung einer Haftschale ermöglicht jüngeren erwachsenen Patienten, das binokulare Einfachsehen nach einer traumatisch erworbenen Katarakt wiederzuerlangen. Wenn zusätzlich eine Korrektur zur Geradestellung der Sehachsen erforderlich ist, eignet sich eine micro-corneale Linse besser als die haptische. Postoperativ ist eine Wiederanpassung bei der haptischen Linse wegen der Narben unvermeidlich. Bei einer Corneallinse erübrigt sich diese Maßnahme.

Operative Vorgänge

Eine ausführliche Beschreibung liegt nicht mehr im Bereich dieses Buches. Das Gebiet ist so umfangreich, daß es allein durch das Studium der Fachliteratur, praktische Unterweisung und persönliche Erfahrung erlernt werden kann. An dieser Stelle sollen die Operationen zur Schwächung und Stärkung der Funktionen der äußeren Augenmuskeln nur kurz zusammengefaßt werden.

Schwächende Operationen

Rücklagerung. Der Muskel wird am Ansatz vom Bulbus gelöst und weiter hinten wieder angenäht.

Es ist die gebräuchlichste Operation dieser Art, sie wird an den horizontalen und vertikalen Recti-Muskeln praktiziert. Eine Rücklagerung hat die größte Wirkung am M. rectus superior und inferior, so daß eine relativ große Abweichung durch eine erstaunlich geringe

Korrektur beseitigt werden kann. Außerdem wirkt eine Rücklagerung erfahrungsgemäß stärker am M. rectus internus als am M. rectus externus. Diese Operation gewinnt außerdem mehr und mehr Anhänger bei der Schwächung des M. obliquus inferior anstelle der konventionellen Myektomie.

Tenotomie. Hierbei wird die Sehne durchtrennt. Sie wird hauptsächlich zur Schwächung des M. obliquus superior angewendet, ist aber auch im Falle einer starken Divergenz am M. rectus externus angebracht. Sie ist außer beim Strabismus fixus niemals am M. rectus internus angezeigt. Eine andere Form dieser Operation stellt die partielle und die kontrollierte Tenotomie dar. Bei der letztgenannten Methode ist der Effekt durch einen nicht geknüpften losen Faden korrigierbar.

Myektomie. Ein Teil des Muskels wird exzidiert. Sie wird praktisch nur am M. obliquus inferior angewendet.

Marginale Myotomie. Hier werden die Ränder des Muskels inzidiert. Sowohl die horizontalen als auch die vertikalen Recti-Muskeln können durch diese behutsame Methode geschwächt werden.

Stärkende Operationen

Verkürzung. Der Muskel wird vom Ansatz abgelöst, ein Teil exzidiert und wieder an der alten Leiste angenäht. Diese Operation ist die gebräuchlichste in ihrer Art und ist im allgemeinen sehr erfolgreich. Sie kann an allen Muskeln vorgenommen werden.

Vorlagerung. Der Muskel wird vom Ansatz gelöst und weiter vorne wieder angenäht. Diese Methode bringt als primärer Eingriff keinen Vorteil gegenüber einer Verkürzung, kann allerdings bei starken Abweichungen den Effekt verstärken, wenn sie mit einer Verkürzung kombiniert wird. Eine Vorlagerung ist jedoch als Zweitoperation empfehlenswert, wenn die Rücklagerung eines Muskels einen Übereffekt bewirkt hat.

Faltung. In den Muskel oder die Sehne wird eine Falte gelegt und diese durch Matratzennähte gesichert. Dieser Eingriff ist für die Recti-Muskeln nicht geeignet und wird jetzt auch nur noch selten an den Obliqui angewandt.

Transplantation. Die Indikation hierfür ist nur bei einer kompletten Parese des M. rectus externus gegeben. Die medialen Anteile –

etwa ein Drittel – des M. rectus superior et inferior werden vom
Ansatz gelöst, unter dem verbleibenden Muskel hindurchgeführt
und am oberen und unteren Rand der Ansatzstelle des M.
rectus externus angenäht, so daß die Streifen straff gespannt sind. Der
M. rectus externus wird außerdem verkürzt.

Grundsätzliche Betrachtungen

Bei der Aufstellung des operativen Behandlungsplans sollten eine
Reihe von Umständen berücksichtigt werden, die die Auswirkung
einer Operation beeinflussen. Es ist nicht möglich, das genaue Ausmaß der Rücklagerung oder Verkürzung im Verhältnis zum Grad der
Abweichung auf den Millimeter genau anzugeben. Vielmehr sollte
neben der Stärke der Abweichung auch das Krankheitsbild berücksichtigt werden. Die grundsätzlich zu beachtenden Faktoren sind:

Einseitiger Strabismus. Er erfordert gewöhnlich einen einseitigen
Eingriff, wenn nicht der Schielwinkel so groß ist, daß eine zu aus-
giebige Operation an zwei Muskeln eines Auges erforderlich wäre.
Unter diesen Umständen ist es vorteilhafter, die Muskeln beider
Augen anzugehen.

Alternierender Strabismus. Er spricht im allgemeinen am besten auf
eine bilaterale symmetrische Operation an. Allerdings wird auch mit
einem einseitigen Eingriff im Endeffekt ein symmetrisches Ergebnis
erzielt, wenn er vor dem vollendeten dritten Lebensjahr durchgeführt
wird.

Strabismus incomitans. Er berechtigt unter Umständen auch bei
Alternation zu einer einseitigen Korrektur, und zwar zuerst an dem
Auge, das die größere Abweichung aufweist, wenn das andere Auge
fixiert.

Strabismus convergens. Sind keine Binokularfunktionen vorhanden,
sollte er nicht voll auskorrigiert werden, wenn eine Unterkorrektur
ein zufriedenstellendes kosmetisches Ergebnis ermöglicht. Diese
Vorsichtsmaßregel ist wegen der Tendenz zur Divergenz in späteren
Jahren zu beachten. Wird eine konvergente Abweichung im Kindesalter voll auskorrigiert, besteht die Gefahr einer konsekutiven Divergenz, die meistens kosmetisch sehr störend wirkt. In Fällen, bei denen
Aussichten auf ein funktionelles Ergebnis bestehen, sollte jedoch die
Abweichung möglichst völlig beseitigt werden, so daß postoperativ

die Chance zur Entwicklung des binokularen Einfachsehens wahrgenommen werden kann.

Strabismus divergens. Sind keine Binokularfunktionen vorhanden, wird die Divergenz im Laufe der Zeit wahrscheinlich zunehmen. Sie sollte deshalb operativ überkorrigiert werden, um einen bleibenden guten kosmetischen Eindruck zu gewährleisten. Wenn allerdings ein binokulares Ergebnis erhofft wird, sollte das Ziel der Operation – wie beim Strabismus convergens – die absolute Parallelität der Sehachsen sein und nicht eine Überkorrektur.

Akkommodativer Strabismus. Er sollte besonders unter Miteinbeziehung der Brillenkorrektur erwogen werden. Wenn die Brille in erster Linie die Abweichung korrigieren soll und nicht aus anderen Gründen verordnet wurde, wird eine Operation zur Wiederherstellung der Parallelität ohne Brille empfohlen.

Paretischer Strabismus. Ist die Prognose für binokulares Einfachsehen in allen Blickrichtungen ungünstig zu beurteilen, ist es wesentlich, ein binokulares Blickfeld geradeaus und bei Depression anzustreben, so daß Diplopie in anderen Stellungen, z. B. nur bei Elevation – einer Blickrichtung, die im allgemeinen nicht so stark in Anspruch genommen wird – bestehen bleibt.

Sekundär-vertikaler Strabismus. Er verliert sich meistens nach Beseitigung der horizontalen Deviation, so daß die Operation an den Vertikalmotoren verschoben werden sollte, bis sich diese Vermutung als nicht richtig erwiesen hat. Diese Maßnahme gilt natürlich nicht, wenn es sich um eine primär-vertikale Abweichung handelt.

Intermittierender Strabismus. Grundsätzlich ist hier kein ausgiebigerer Eingriff nötig als bei einer konstanten Abweichung. Die Operation sollte anhand der maximalen Deviation – mit Prismen oder durch eine Okklusionsperiode ermittelt – geplant werden.

Bei jungen Patienten ist der postoperative Effekt stärker als bei älteren.

Hohe Hyperopie zeigt meistens eine verstärkte postoperative Wirkung.

Das Ausmaß der Abweichung beeinflußt das Ergebnis einer Operation, indem sich höhergradige Abweichungen mit einem relativ weniger ausgiebigen Eingriff korrigieren lassen als geringgradige Abweichungen.

Die gleichzeitige Operation, d. h. Rücklagerung und Verkürzung in einem Gang, zeigt eine stärkere Auswirkung als ihre Verteilung auf zwei Phasen.

Eine Zweitoperation kann nach ca. einer Woche in Erwägung gezogen werden, wenn sich die erste Operation als unzureichend erwiesen hat. Vorsicht ist jedoch geboten, wenn eine Zweitoperation in derselben Zeitspanne nach einer Überkorrektur eingeplant wird, da der direkte postoperative Effekt sich möglicherweise noch verringert. In derartigen Fällen ist eine endgültige Beurteilung evtl. erst zwei Monate später gerechtfertigt.

Diese Punkte sollen zeigen, mit welchen individuellen, persönlichen Problemen jeder Fall behaftet ist, mit denen sich der Operateur auseinandersetzen muß. Hiermit erklären sich die verschiedenartigen Ansichten und Methoden der Ophthalmologen. Schieloperationen lassen sich nicht nach einfachen Faustregeln durchführen, was noch vor einigen Jahren eine weitverbreitete Ansicht war. Die Behandlung der Patienten mit Störungen des binokularen Gleichgewichtes kann nur dann erfolgversprechend sein, wenn Ophthalmologe und Orthoptistin während der ganzen Behandlung, sei sie nun optischer, orthoptischer oder operativer Art, sorgfältig und gewissenhaft zusammenarbeiten.

Sachverzeichnis

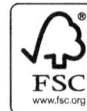